お医者さんが考えた
痩せる朝ごはん

医学博士・循環器専門医
大塚亮 著

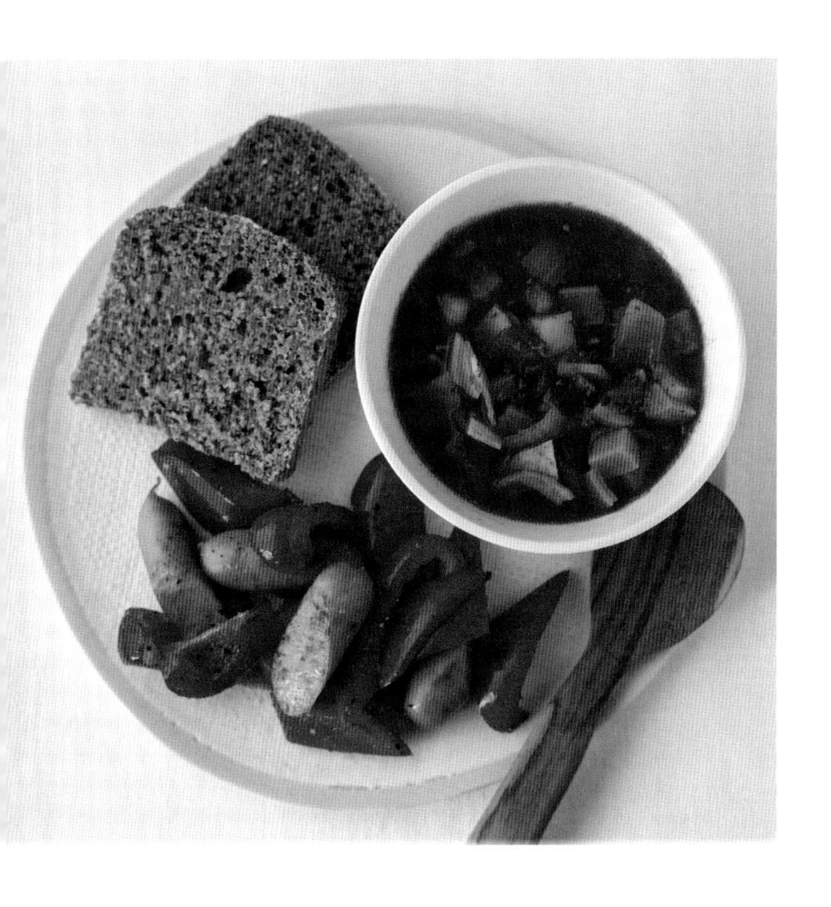

ダイエット成功のカギは朝ごはんにあり

ここ30年の間、世界中で爆発的に肥満の人が増えています。肥満は、運動不足や食べ過ぎが原因とされていますが、本当に、そんなにたくさんの人が怠惰で、食に関心を持たず食べ過ぎているのでしょうか？　アメリカやヨーロッパなどの先進国だけでなく、食糧不足が問題となっている発展途上国でさえも例外ではないところをみると、肥満の原因は食べ過ぎや運動不足だけではないことがわかります。

かくいう私も、勤務医時代は多忙ゆえに時間に関係なく手っ取り早く食べられて満腹感が得られるものばかり食べ、体重が90kg台に達したことがありました。この時に自分の体を太らせていたのは「不規則な食生活」や「糖質の多い食事」であることに気づき、食生活をすべて見直しました。そのおかげで健康的に15kg以上痩せることができました。

痩せるためには単純に糖質を減らすだけではなく、1日の中で血糖値をコントロールすることが重要なのですが、そのカギを握っていたのが毎日の朝ごはんです。

朝ごはんを変えるだけで、どの年齢の人でも人生が変わります。

本書には、痩せたいと思っている人だけでなく、糖尿病を気にする人や子育て中のお母さんまで、自分や家族の健康を守るうえでも広く知ってほしいノウハウを詰め込みました。

本書を手に取った方が健康的に痩せるための一助となれば幸いです。

医学博士・循環器専門医　大塚 亮

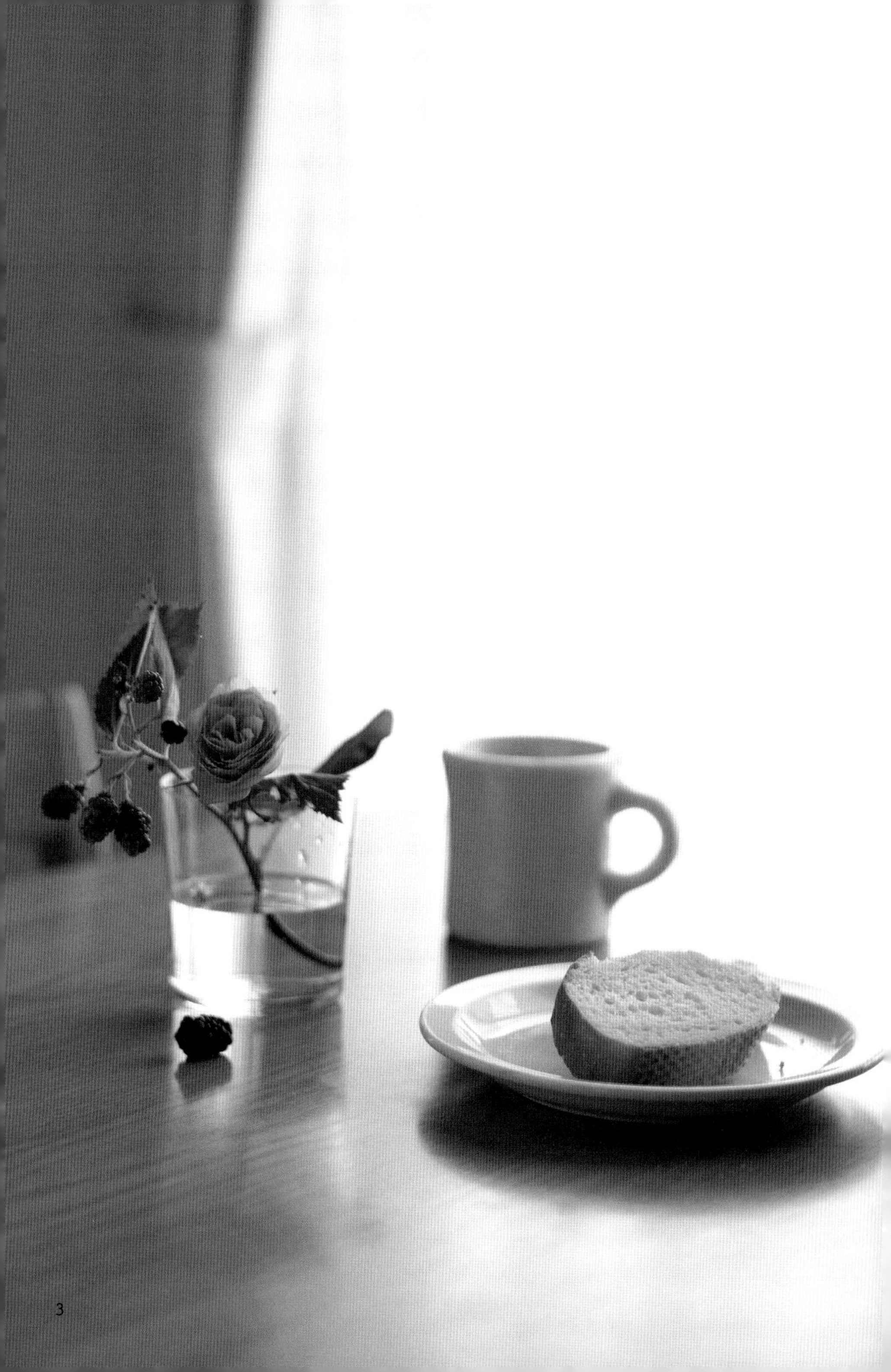

目次

Part 1
朝ごはん1か月分レシピ

erika's column

Part 2 朝ごはんを助ける作り置きレシピ

カロリー計算はナンセンス！
痩せないのは糖質が原因だった

食べる量に気をつけているのに、なぜ痩せないの？
これは、ダイエットをする多くの人が抱える疑問でしょう。
痩せない原因は、量だけでなく食べるものにも関係があるのです。

とり過ぎた糖質は脂肪に変わり、体内に蓄えられる

カロリーとは、その物質が燃焼する時に発するエネルギーのことをいうのですが、体内で「燃える」ことはありえませんので、カロリーと体重を関連付けるのはナンセンスです。

肥満の悩みを抱える人が急増した、ここ何十年間の食生活の中で、何がいちばん変わったかというと糖質の摂取量が圧倒的に増えたことです。

糖質はご飯やパン、麺類などに多く含まれますが、手軽に食べられて満腹感が得られやすいため、忙しい人や、食事の支度を簡単に済ませたい時に重宝します。

実は、この糖質のとり過ぎが痩せられない原因なのです。

糖質は、体にとって欠くことのできない三大栄養素の一つ。三大栄養素の中でも、脂質やたんぱく質は多めにとっても体内で使われるため脂肪になりにくいのですが、糖質だけは例外です。糖質は体内でブドウ糖に変化して、エネルギー源として肝臓と筋肉に300～700gを蓄えることができますが、この許容量を超えると脂肪に変化するのです。

これが体を太らせるメカニズム。食べ物の全体量を減らしても、それが糖質過多の食事なら痩せられるはずがないのです。

糖質ってどんなもの？

糖質

糖質は脂質やたんぱく質と並ぶ三大栄養素の一つで、
炭水化物から人間の体内で消化できない食物繊維を除いたものの総称。
エネルギーや体をつくる材料としてなくてはならない大切な栄養素です。

糖質の役割

- 体温を維持
- 脳や神経に対する唯一の栄養となる
- 筋肉を動かす時のエネルギーとなる
- 疲労回復時に必要な栄養素となる

糖質の種類

糖質にはさまざまな種類があり、
構造の違いによって下記のように分類されます。

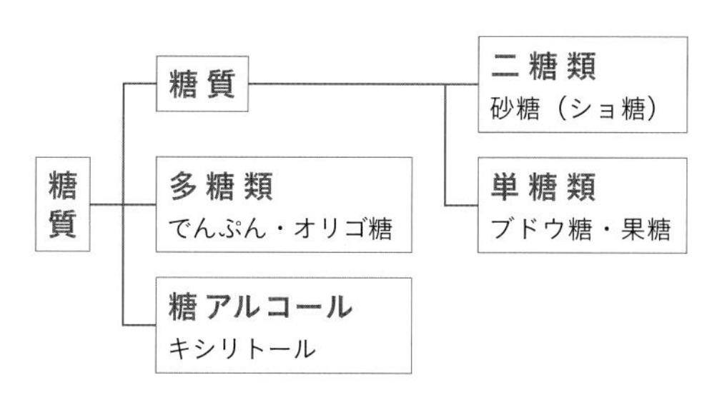

余った糖質は**脂肪に変わり**体内に蓄えられる

脂質

体温の調節に働くエネルギー源となったり、ホルモンや細胞膜、核膜の構成、脳神経組織をつくる材料となります。

たんぱく質

体を動かすエネルギーであるとともに、細胞、筋肉、内臓、血液成分、酵素、ホルモンなど人間を形づくるアミノ酸の供給源となります。

過剰にとり過ぎない限り、ほとんどが体内で使われ**脂肪にはならない**

痩せるためには、カロリーオフより血糖値コントロール

ダイエットといえば摂取カロリーを減らすイメージですが、
肥満の犯人が糖質であるとわかったなら、
コントロールするのは「体に入る糖の量」が正解です。

糖質のとり過ぎで起きる血糖値の急上昇に注意

糖質過多の食事で太るメカニズムの中でカギとなるのは「血糖値」（左ページ参照）と「インスリン」。インスリンは、一般的に血糖値を下げるホルモンというイメージが強いと思いますが、本来はエネルギーを組織にためる働きを持つホルモンです。糖質をとり過ぎれば、血液中に糖が一気に増えて血糖値は急上昇します。これを一定に保つためにインスリンが働き、血液中の糖をどんどん脂肪に変えてしまいます。この状態にならないためには、血糖値を急上昇させないようにコントロールすることが重要です。それには、食事の総カロリーより糖質の量を減らす必要があります。

同じ糖質の中でも、果糖は血糖値の急上昇が起こりにくいといわれています。「だったら脂肪を増やしにくいのでは？」と思ったら大間違い。肝臓に蓄積し中性脂肪に変化し、結局は肥満を招いてしまうのです。

果糖は食品に使用した場合のコストの安さと強い甘みを持っていることから、清涼飲料水をはじめ、お菓子やドレッシングなどの調味料まで、さまざまな食品に添加されています。糖質を減らすなら、食品表示にも目を向けて、きちんとチェックするようにしましょう。

血糖値ってどんなもの？

血糖値とは血液内にどのくらい糖が存在するかという、血液内の糖の量を示す値のこと。糖質の多い食事を続けると血糖値は上昇し、高血糖状態を招きます。

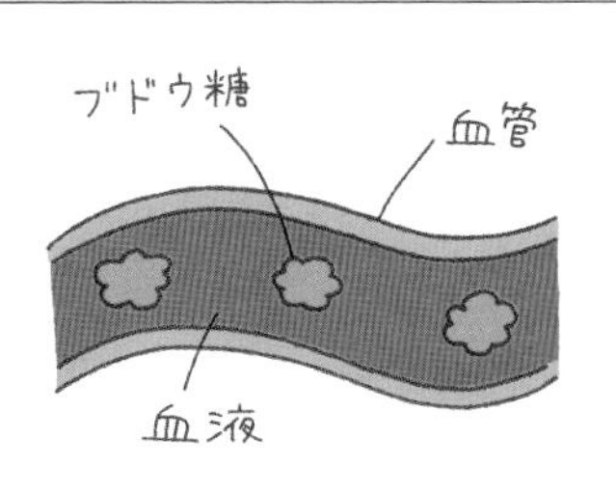

血糖値の急上昇で太るメカニズム

1. 糖質を食べる

糖質は体内に入ると消化器官で分解されブドウ糖に変わります。

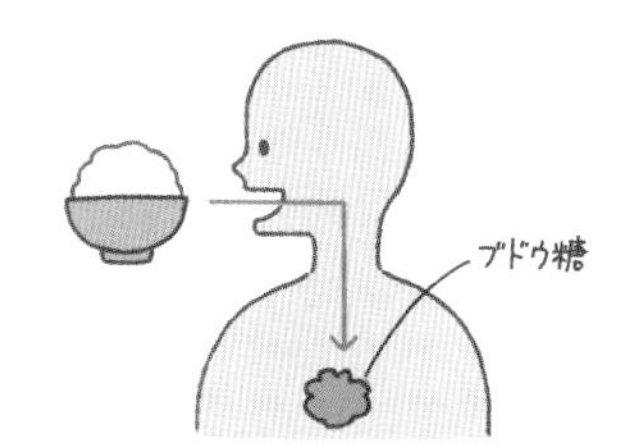

2. 血糖値をコントロールするインスリンが分泌される

ブドウ糖は生命維持に欠かせないエネルギー。体内からなくならないようにインスリンが「ブドウ糖を蓄えよ！」と指令を出します。

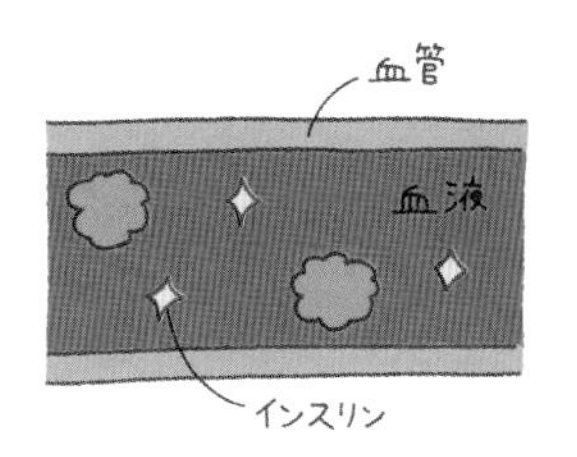

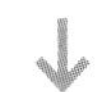

3. 余分な糖が脂肪に変わる

糖をとり過ぎればインスリンの分泌量も増え、ブドウ糖がどんどん体に蓄えられます。ブドウ糖の貯蔵量の上限に達すると、貯蔵に上限がない脂肪に変化して肥満の原因になります。

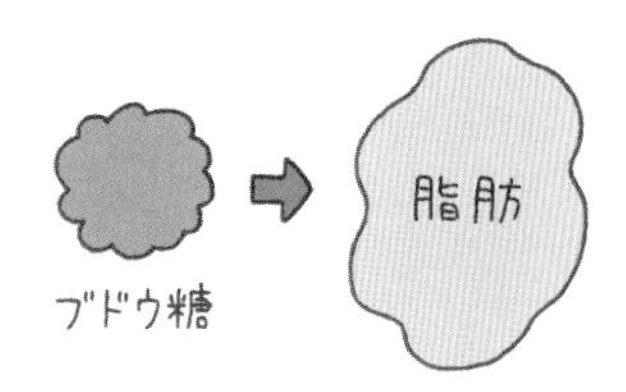

糖質の多い食生活は糖尿病の入り口

日本では、2000万人以上が糖尿病またはその予備軍といわれています。
まさに国民病ともいえる生活習慣病。
糖質の多い食事を続ければ、誰でもかかる可能性があるのです。

糖尿病は、将来的に心臓や腎臓の病気も引き起こす

日々の食事で糖質をとり過ぎていると、肥満だけでなく糖尿病のリスクも高くなります。糖尿病の原因の一つは、糖質の多い食事を繰り返し、インスリンが大量に分泌されて枯渇してしまう場合。もう一つは、インスリンは十分につくられているのに効果を発揮できない「インスリン抵抗性」の状態になるパターン。この状態になると、体はインスリンの効きが悪いならもっとインスリンを出そうと、糖質をとるたびに過剰にインスリンを分泌するため、分泌細胞は疲弊して分泌力が落ち、最終的には枯渇します。

毎日、糖質をとり過ぎ、血糖値コントロールができていなければ日常的に高血糖の状態が続き、近い将来、インスリンが枯渇したり、「インスリン抵抗性」の状態に陥り、糖尿病を引き起こすでしょう。

糖尿病は、心臓や腎臓の病気を引き起こすなど、より重い病気にもつながります。最近は、痩せていてもダイエットを繰り返して筋肉量が減った女性や、清涼飲料水や甘いお菓子を食べ過ぎている子どもの中にも糖尿病予備軍が見られます。痩せたい人だけではなく、左ページのような傾向にある人も食事を見直し、血糖値コントロールをする必要があります。

こんな人は糖尿病予備軍かも!?

太っていないから大丈夫と思っていても、以下のような人は、
今の食生活を見直さないと将来的に糖尿病になる恐れがあります。

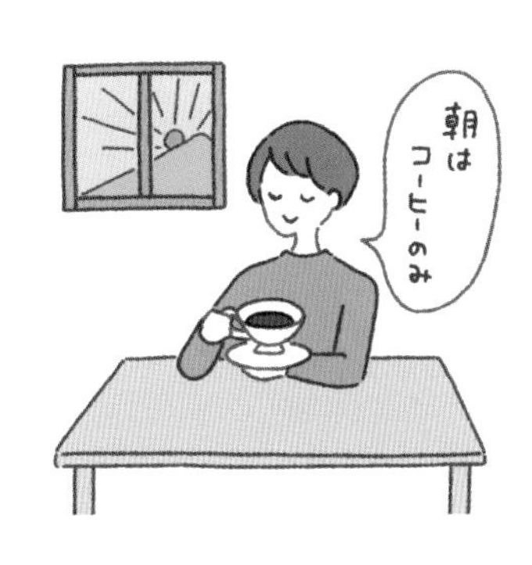

朝食抜きや早食いの人

朝食を抜くと空腹時間が長くなり、昼食で急激に血糖値が上昇します。早食いでも同じことが起きるので、食べ方を見直しましょう。

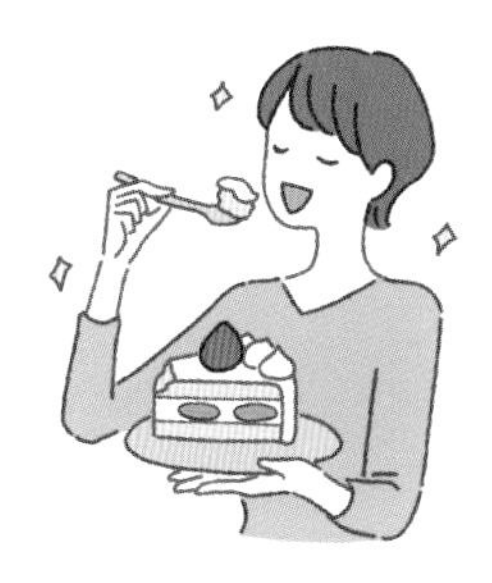

痩せているけれど筋肉量が少ないスイーツ好きな人

痩せていても筋肉量が少ないと血管内に血糖が残りやすく、高インスリン状態を引き起こします。運動習慣を取り入れ、甘いものはほどほどにしましょう。

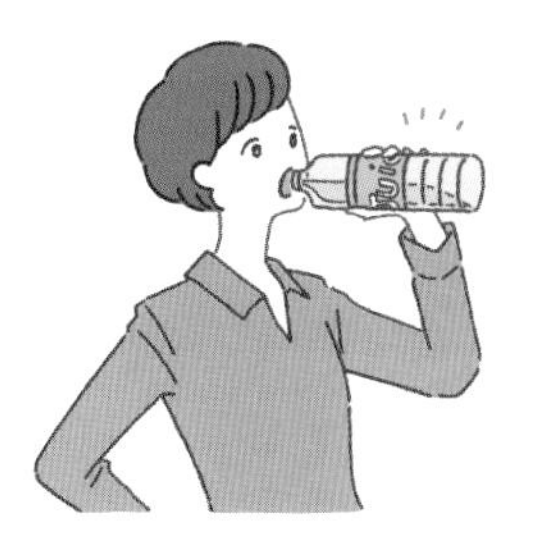

清涼飲料水を毎日飲む人

液体に溶けた糖質は吸収が早く、血糖値が急上昇します。血糖値に影響しにくい人工甘味料や果糖ブドウ糖液糖でもリスクは同じです。

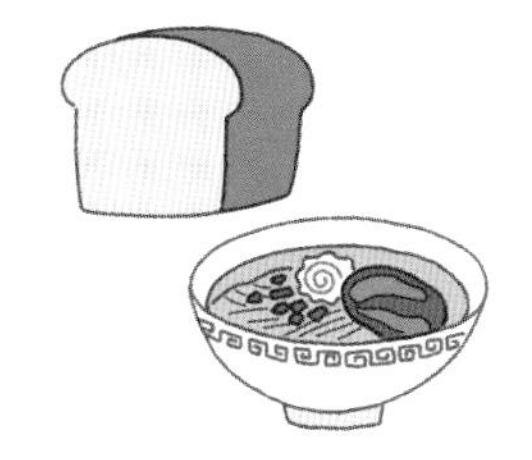

パンや麺類、丼ものばかり食べている人

糖質をたっぷり含んだメニューばかり食べ続けていると高インスリン状態が続きます。単品よりもサラダを付けるなど、工夫が必要です。

血糖値コントロールには朝ごはんが欠かせない理由

ある年の国民健康栄養調査で、朝ごはんを食べない人は食べる人に比べ、肥満や糖尿病のリスクが高いというデータがあります。朝ごはんで痩せる体質になるのです。

バランスのいい朝ごはんで1日の血糖値がゆるやかに

必要以上に血糖値を上げないようにするには、「糖質を減らせばいい」というのは推測できると思います。確かに摂取量が減れば高血糖の状態は避けられますが、糖質は人間の体にとってなくてはならない大切なエネルギー源なので、まったくとらないわけにはいきません。糖質はとり過ぎないようにし、とった時に血糖値のコントロールができていれば高血糖の状態が長引くことは避けられます。

そのカギを握るのが朝ごはんです。「朝は食欲がない」「1分でも長く寝ていたい」と、朝ごはんを抜く人も多いと思います。しかし、起床後に何も食べずに空腹が長時間続いたあとに食べた食事は、食後の血糖値を急上昇させてしまいます。食後の血糖値の急上昇は「血糖値スパイク」といわれ、肥満のリスクだけでなく、糖尿病はもちろん、脳梗塞、心筋梗塞、がん、認知症の原因になるといわれています。

この「血糖値スパイク」を防ぐのが、バランスのいい朝ごはんです。朝ごはんならなんでもいいというわけではなく、食物繊維をたっぷりとることで血糖値の上昇をゆるやかにして、1日の血糖値も穏やかに保ちます。

血糖値の推移は
朝ごはんを食べた人と抜いた人でこんなに違う！

朝食を食べた人の血糖値はゆるやかに上昇と下降を繰り返しますが、朝食を抜くと昼食後に急激に血糖値が上昇。その後もジェットコースターのように血糖値が変動し、血糖値スパイクが起きていることがわかります。

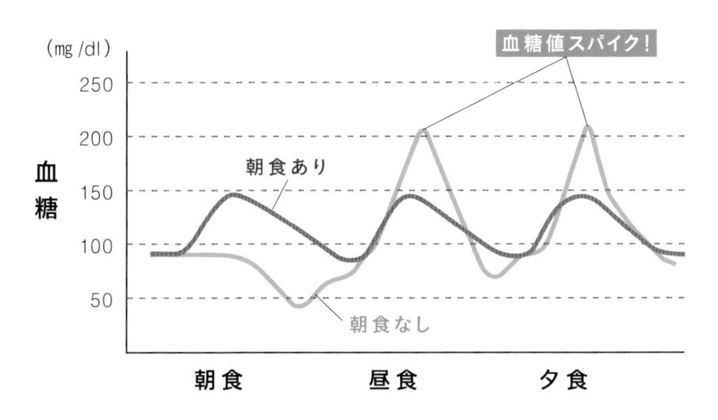

出典：Diabetes 57:2661-2665,2008

バランスのとれた朝ごはんは昼食後の血糖値も抑制！

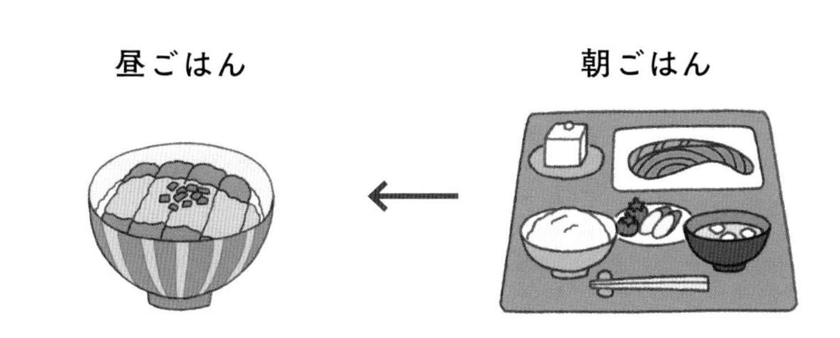

本来なら糖質の多い食事は血糖値が急上昇するが、バランスのいい朝ごはんを食べた効果が持続しているので、糖質多めでも血糖値は上昇しにくい。

糖質、たんぱく質、脂質のバランスもよく、野菜などの食物繊維やミネラルも豊富な朝ごはんを食べると、食後の血糖値は急上昇しない。

メリットが大きいのは
食物繊維たっぷりの朝ごはん

食物繊維の多いバランスのとれた朝ごはんは、
朝ごはん後の血糖値だけでなく
1日の血糖値コントロールのカギを握っています。

セカンドミール効果で糖質をコントロールする

朝ごはんで食物繊維を食べると、食後の血糖値の上昇がゆるやかになるだけでなく、その作用は昼ごはんのあとまで続きます。

昼ごはんの時間帯は、社会人なら就業中の場合がほとんどだと思いますが、忙しい職場の場合は、食事の時間がゆっくりとれなかったり、仕事をしながらパッと食べられるもので済ませることも多いでしょう。そういう時に食べるものは、おにぎりやサンドイッチ、丼ものや麺類など、どうしても糖質の多い炭水化物に偏りがちです。

しかし、食物繊維の多い朝ごはんを食べていれば、たとえお昼にこのような糖質過多の食事をしたとしても血糖値の急上昇が防げます。

この作用は「セカンドミール効果」と呼ばれ、食物繊維が食べた糖質をコントロールするのに重要な役割を果たしています（左ページ参照）。朝ごはんに食物繊維を食べるメリットは、とても大きいのです。

具体的には、食物繊維1日20g前後（朝5g以上）、糖質1日100g前後（朝30～50g）を目標にするといいでしょう。

食物繊維たっぷりの朝ごはんが
血糖値の上昇を抑制するメカニズム
〜セカンドミール効果〜

朝ごはん

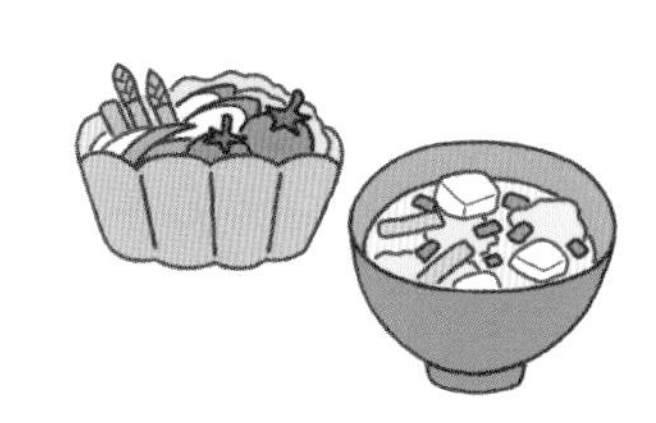

朝ごはんで水溶性食物繊維と不溶性食物繊維をバランスよく食べる

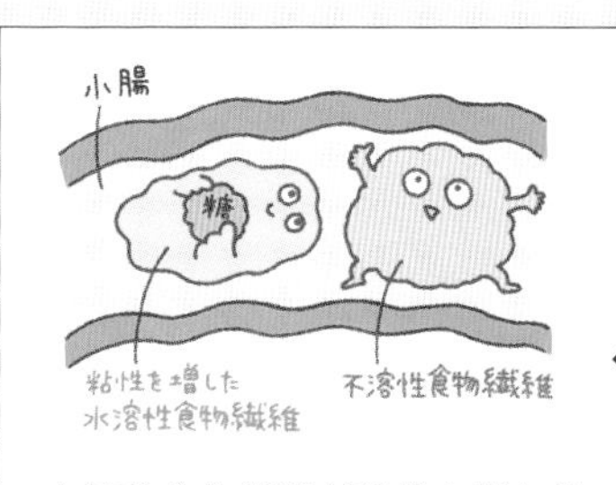

水溶性食物繊維が粘性を増し糖を絡め取り、不溶性食物繊維がカサを増して、糖の吸収を遅らせる

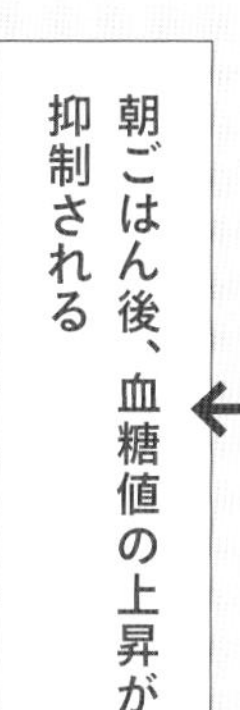

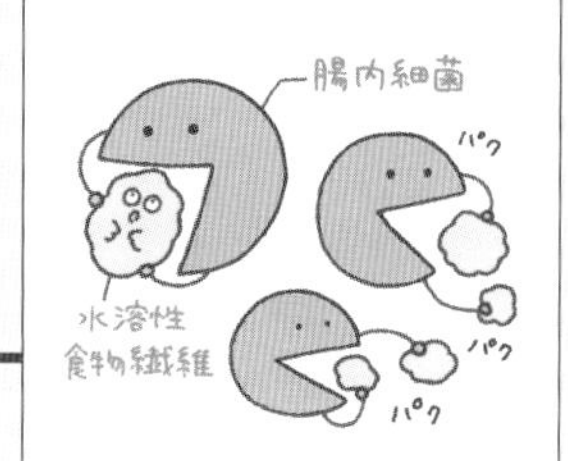

大腸で水溶性食物繊維をエサにする腸内細菌が増殖する

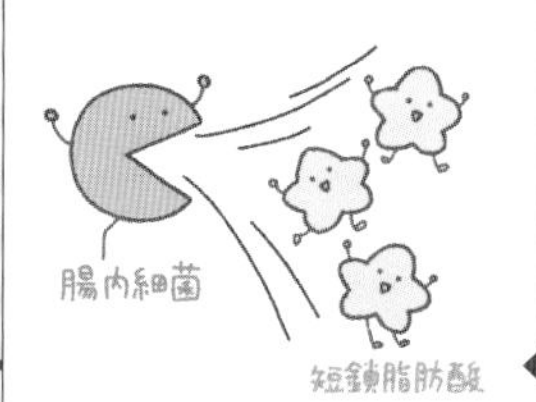

増殖した腸内細菌が食物繊維を発酵して短鎖脂肪酸を生成。短鎖脂肪酸が腸内環境を活性化

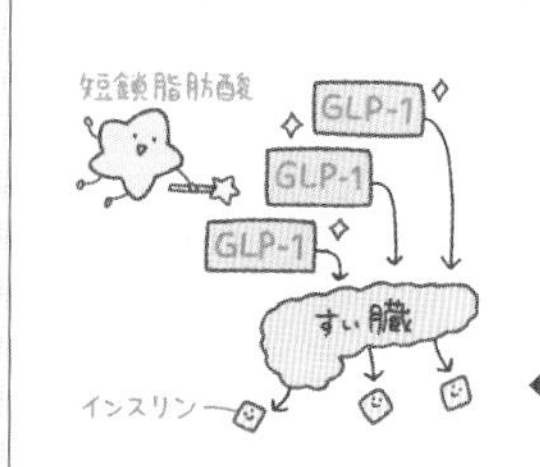

腸内で食欲を抑制するホルモンGLP-1が生成され、血糖値が上がる前にインスリンを分泌

昼ごはん

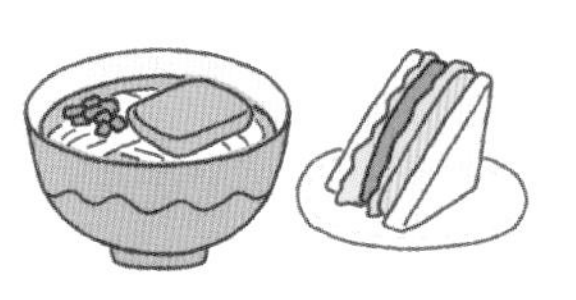

食物繊維を意識せずに、丼ものや麺類、サンドイッチなど糖質を含むものを食べる

血糖値

ゆるやか！

13時

本来なら糖質が多ければ血糖値は急上昇するはずだが、朝ごはんの食物繊維効果が持続

昼ごはんのあとも
血糖値の上昇を抑制する

朝ごはんの強力サポーター
食物繊維のすごい力

ひと昔前は、体に不必要なものと思われていた食物繊維。
現在は「第６の栄養素」として重要視されています。
体内での多くの働きを知れば、それに納得です。

血糖値コントロールだけじゃない食物繊維の働き

食物繊維には血糖値をコントロールして高血糖を抑制する働きだけではなく、そのほかにも肥満を防ぐためにさまざまな働きをしています。よく知られているのは、腸内でカサを増すことで腸壁を刺激して、便通をうながすこと。便秘は肥満のもとにもなるので、不溶性食物繊維と水溶性食物繊維をバランスよく食べて、便秘を防ぎましょう。

また、不溶性、水溶性、それぞれに違う働きも持っており、不溶性食物繊維は歯ごたえがある食材が多く、よく噛む必要があるため、咀嚼回数が増えて食事のペースをゆっくりにします。食事の時間が延びると、脳が満腹シグナルを感じやすくなり食べ過ぎを防ぐ効果も。

水溶性食物繊維は、腸内で水に溶ける性質を発揮し、ネバネバしたゲル状に変化することで食べ物の移動をゆるやかにします。余分な糖質や脂質、有害物質などを体外に排出したりするデトックス効果があります。また、善玉菌によって短鎖脂肪酸に替えられ、腸内環境を改善し、免疫力アップ、糖尿病を改善するホルモンである「インクレチン」を増やします。つまり、自然と痩せやすい体質へと変えてくれます。

2種類の食物繊維をバランスよくとる

食物繊維は２種類あり、消化酵素で分解されず大腸にそのまま届きます。
それぞれ作用が少し違うのでバランスよくとりましょう。

水溶性食物繊維	不溶性食物繊維
水に溶ける性質があり、腸内で粘性を増してゆっくり移動することで糖質の吸収をゆるやかにし、食後の血糖値の急上昇を抑制します。また、コレステロールや有害物質を吸着させ、体外に排出したり、腸内細菌のエサになります。	水には溶けず、胃腸内で水分を吸収してカサを増して腸を刺激し、蠕動（ぜんどう）運動を活発にして便通を促進。歯ごたえがあり、よく噛まなければならないものが多く、食べ過ぎを防ぎ、消化にも時間がかかるので満腹感を持続させます。

食物繊維の多い食材について

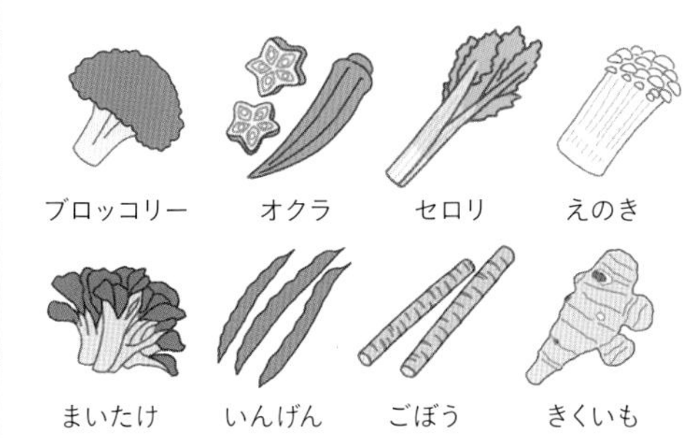

野菜

野菜には多くの食物繊維が含まれます。オクラなどのネバネバ野菜やきのこ類のような水溶性食物繊維と不溶性食物繊維の両方をバランスよく含んだものは、積極的にとるといいでしょう。また、食物繊維は皮に多く含まれているため、ごぼうなどの皮はさっとこする程度にし、皮ごと調理すると効果的です。

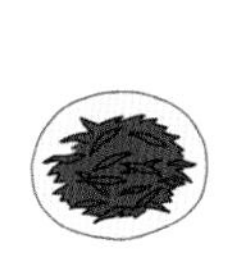
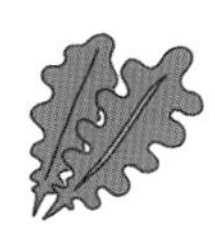
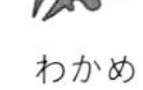

ひじき　わかめ

納豆　大豆　高野豆腐

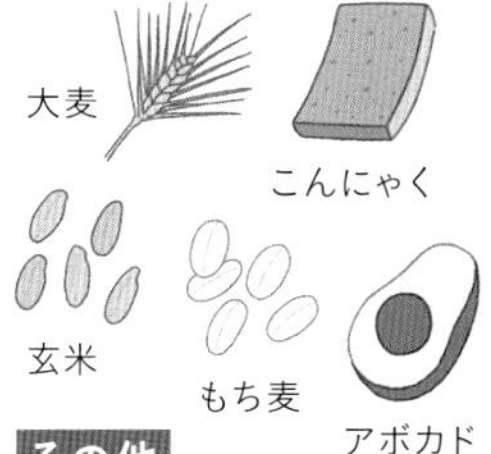

海藻類

水溶性食物繊維の割合が多く、ミネラルも豊富な海藻類。カルシウムや鉄分なども豊富なひじき、とり過ぎた塩分の排出をうながすカリウムが豊富なわかめは、お惣菜や汁物の具として積極的にとりましょう。

豆類、大豆製品

良質なたんぱく源としても優れものな豆や大豆製品。大豆には不溶性食物繊維が豊富ですが、納豆になると水溶性食物繊維が増します。高野豆腐からは食物繊維だけでなく、体内で合成することができない必須脂肪酸の摂取も可能。

その他

こんにゃく、もち麦、大麦、玄米などの穀類は水溶性食物繊維が豊富。アボカドはスーパーフードとも呼ばれ、2種類の食物繊維や良質な脂質とともに約20種類ものビタミン、ミネラル、カリウムなどの栄養素も含まれます。

バラエティに富んだ朝ごはんが楽しめる

「痩せる朝ごはん」レシピの使い方

P20から「痩せる朝ごはん」のレシピをご紹介していくにあたり、
このレシピをよりよく活用していただくためのポイントをお伝えします。

Part 1 朝ごはん1か月分レシピ

1か月分レシピは基本的にメインと副菜（汁物）で、
朝ごはんでとりたい栄養をクリアした献立になっています。
この献立であれば、Day 01 ～ 31からその日の調子や食材の都合で自由に選んでOK!
選ぶ基準として、主食をパン、ご飯、その他でそれぞれまとめています。
糖質を控えつつ、主食もちゃんととれる献立です。

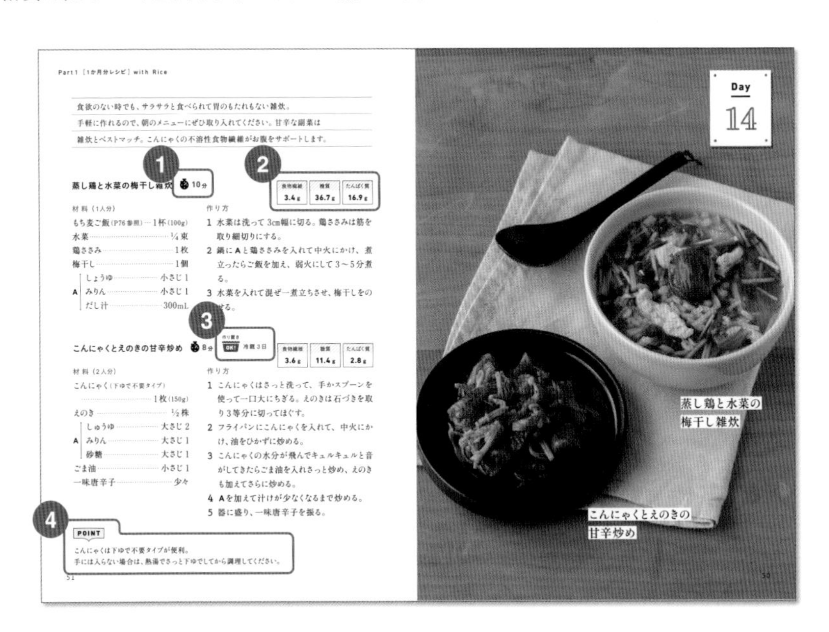

Part1 ［1か月分レシピ］with Rice

食欲のない時でも、サラサラと食べられて胃のもたれもない雑炊。
手軽に作れるので、朝のメニューにぜひ取り入れてください。甘辛な副菜は
雑炊とベストマッチ。こんにゃくの不溶性食物繊維がお腹をサポートします。

1 **蒸し鶏と水菜の梅干し雑炊** 10分

2

食物繊維	糖質	たんぱく質
3.4g	36.7g	16.9g

材料（1人分）
- もち麦ご飯（P76参照）……1杯（100g）
- 水菜……¼束
- 鶏ささみ……1枚
- 梅干し……1個
- A しょうゆ……小さじ1
- A みりん……小さじ1
- A だし汁……300mL

作り方
1 水菜は洗って3cm幅に切る。鶏ささみは筋を取り細切りにする。
2 鍋にAと鶏ささみを入れて中火にかけ、煮立ったらご飯を加え、弱火にして3～5分煮る。
3 水菜を入れて混ぜ一煮立ちさせ、梅干しをのせる。

3 **こんにゃくとえのきの甘辛炒め** 8分　作り置きOK! 冷蔵3日

食物繊維	糖質	たんぱく質
3.6g	11.4g	2.8g

材料（2人分）
- こんにゃく（下ゆで不要タイプ）……1枚（150g）
- えのき……½株
- A しゅうゆ……大さじ2
- A みりん……大さじ1
- A 砂糖……大さじ1
- ごま油……小さじ1
- 一味唐辛子……少々

作り方
1 こんにゃくはさっと洗って、手かスプーンを使って一口大にちぎる。えのきは石づきを取り3等分に切ってほぐす。
2 フライパンにこんにゃくを入れて、中火にかけ、油をひかずに炒める。
3 こんにゃくの水分が飛んでキュルキュルと音がしてきたらごま油を入れさっと炒め、えのきも加えてさらに炒める。
4 Aを加えて汁けが少なくなるまで炒める。
5 器に盛り、一味唐辛子を振る。

4 POINT
こんにゃくは下ゆで不要タイプが便利。
手には入らない場合は、熱湯でさっと下ゆでしてから調理してください。

51

1 調理時間がわかります。忙しい朝時間でも簡単にできる5～10分のものが多いです。

2 朝ごはんで重要な栄養がどれくらい入っているのか、もしくはどれくらいにおさまっているのか、1人分の数値を出しています。

3 作り置きできる料理です。冷蔵・冷凍それぞれの保存期間も明記しています。

4 調理や食材についての注意点やポイントが書かれています。

Part 2 朝ごはんを助ける作り置きレシピ

朝ごはんに活用していただくほかに、
お弁当や晩ごはんにも役立つ、作り置き厳選レシピです。
多めに作ってアレンジして楽しめるよう、アレンジのアイデアも掲載しています。

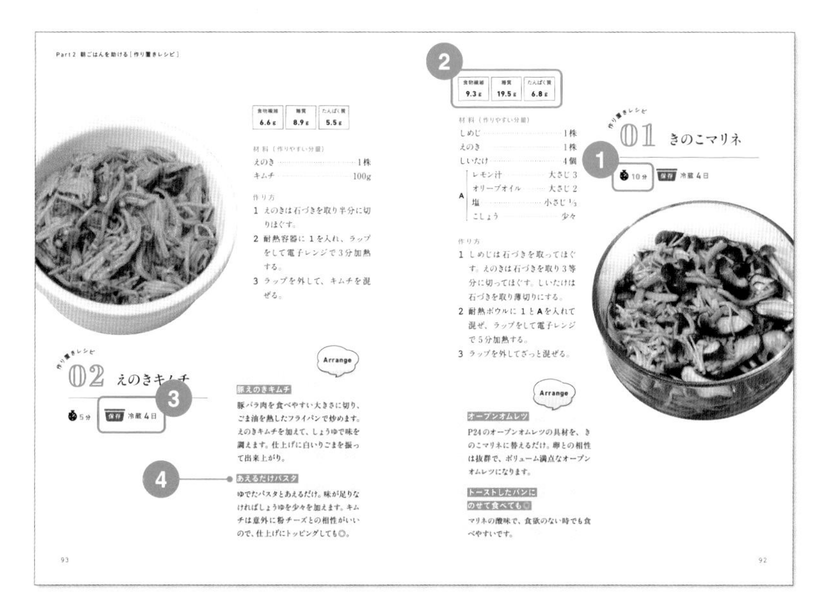
Part 2 朝ごはんを助ける［作り置きレシピ］

作り置きレシピ
01 きのこマリネ

10分 保存 冷蔵4日

食物繊維	糖質	たんぱく質
9.3g	19.5g	6.8g

材料（作りやすい分量）
しめじ……1株
えのき……1株
しいたけ……4個
A レモン汁……大さじ3
A オリーブオイル……大さじ2
A 塩……小さじ⅓
A こしょう……少々

作り方
1 しめじは石づきを取ってほぐす。えのきは石づきを取り3等分に切ってほぐす。しいたけは石づきを取り薄切りにする。
2 耐熱ボウルに1とAを入れて混ぜ、ラップをして電子レンジで5分加熱する。
3 ラップを外してざっと混ぜる。

Arrange

オープンオムレツ
P24のオープンオムレツの具材を、きのこマリネに替えるだけ。卵との相性は抜群で、ボリューム満点なオープンオムレツになります。

トーストしたパンにのせて食べても◎
マリネの酸味で、食欲のない時でも食べやすいです。

92

食物繊維	糖質	たんぱく質
6.6g	8.9g	5.5g

材料（作りやすい分量）
えのき……1株
キムチ……100g

作り方
1 えのきは石づきを取り半分に切りほぐす。
2 耐熱容器に1を入れ、ラップをして電子レンジで3分加熱する。
3 ラップを外して、キムチを混ぜる。

作り置きレシピ
02 えのきキムチ

5分 保存 冷蔵4日

Arrange

豚えのきキムチ
豚バラ肉を食べやすい大きさに切り、ごま油を熱したフライパンで炒めます。えのきキムチを加えて、しょうゆで味を調えます。仕上げに白いりごまを振って出来上がり。

あえるだけパスタ
ゆでたパスタとあえるだけ。味が足りなければしょうゆを少々を加えます。キムチは意外に粉チーズとの相性がいいので、仕上げにトッピングしても◎。

93

4 この作り置きから、違う料理へと展開できるアイデアをお伝えします。

3 冷蔵・冷凍それぞれの保存期間を明記しています。

2 作り置きの栄養数値は分量分となっています。

1 どれくらい時間がかかるのか調理時間がわかります。

［レシピについて］

○ 計量の単位は、小さじ1＝5mL、大さじ1＝15mL、1カップ200mLです。
○ 電子レンジは600Wのものを使用しています。加熱時間は機種によって異なりますので、適宜調整してください。500Wの場合は1.2倍にしてください。
○ 野菜の手順は、特に明記していない限り、洗う、皮をむくなどの工程を済ませていることを前提としています。

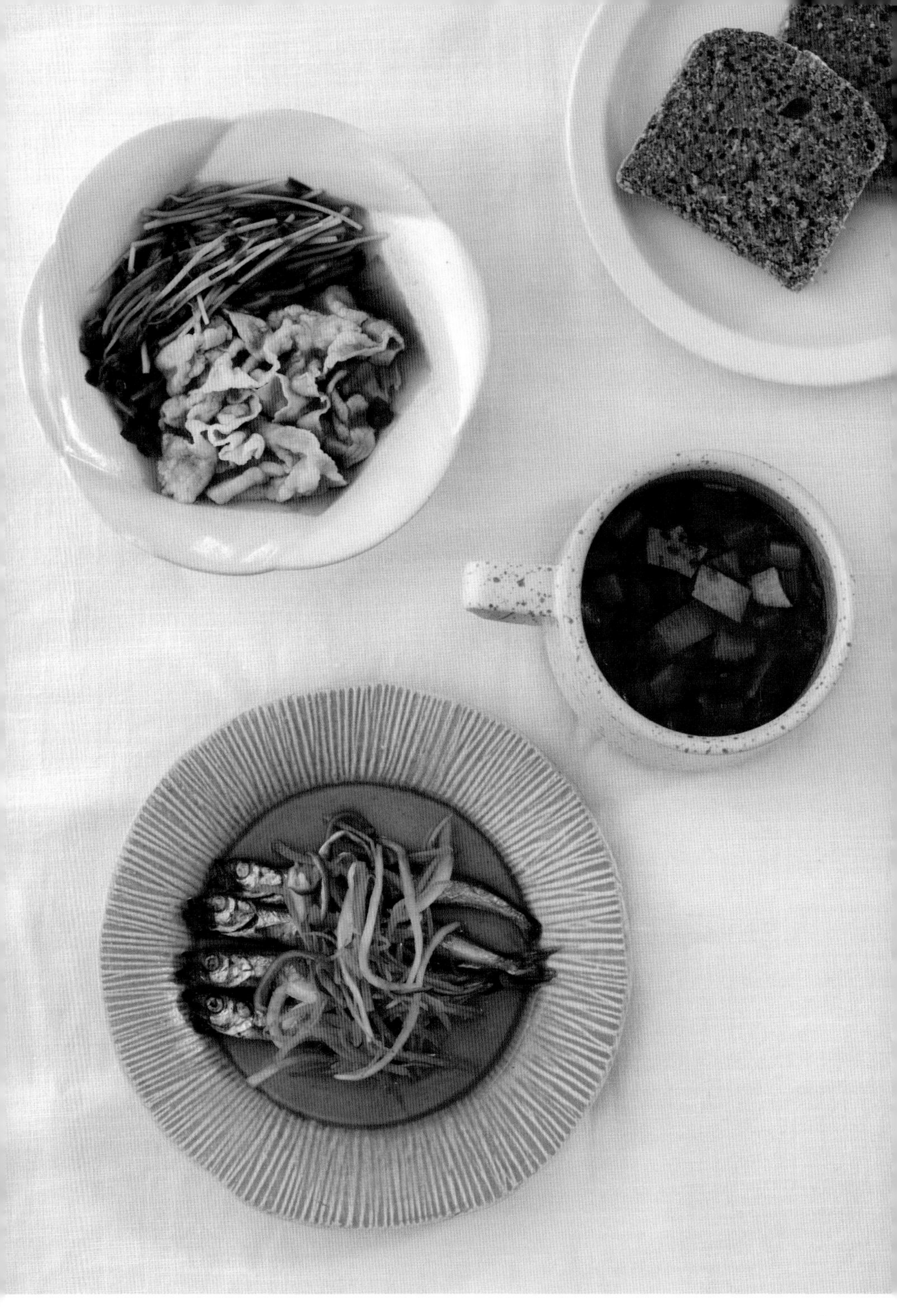

Part 1
朝ごはん1か月分レシピ

体調に合わせてパン、ご飯、その他の献立から自由に選んでください。
時間がなかったり、面倒な日もあるかもしれません。
そういう時はかんたんなメニューを選ぶのも手です。
大切なのは、毎朝続けること。そして、自分の体のサインに素早く気づくことです。
サインを受け取ったら、痩せる道を一歩踏み出しています。
さあ、今日から痩せる朝ごはん生活を始めましょう！

料理監修：中井エリカ

with Bread
Day 01～05

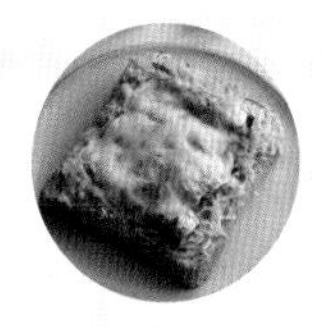

主食がパン、または
パンを使ったレシピ

with Rice
Day 06～26

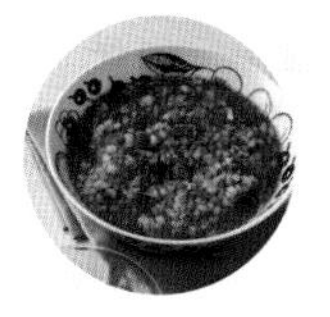

主食がご飯、または
穀類を使ったレシピ

with Others
Day 27～31

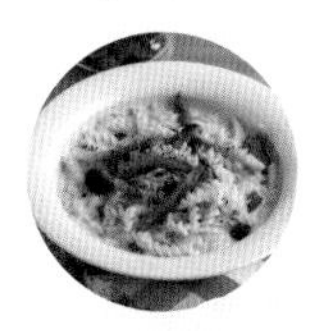

パスタや餅などを
使ったレシピ

1か月分レシピ栄養目標

- 食物繊維は 5～10g 以上とる
- 糖質量は 30～50g にする
- たんぱく質は 10～20g 以上とる

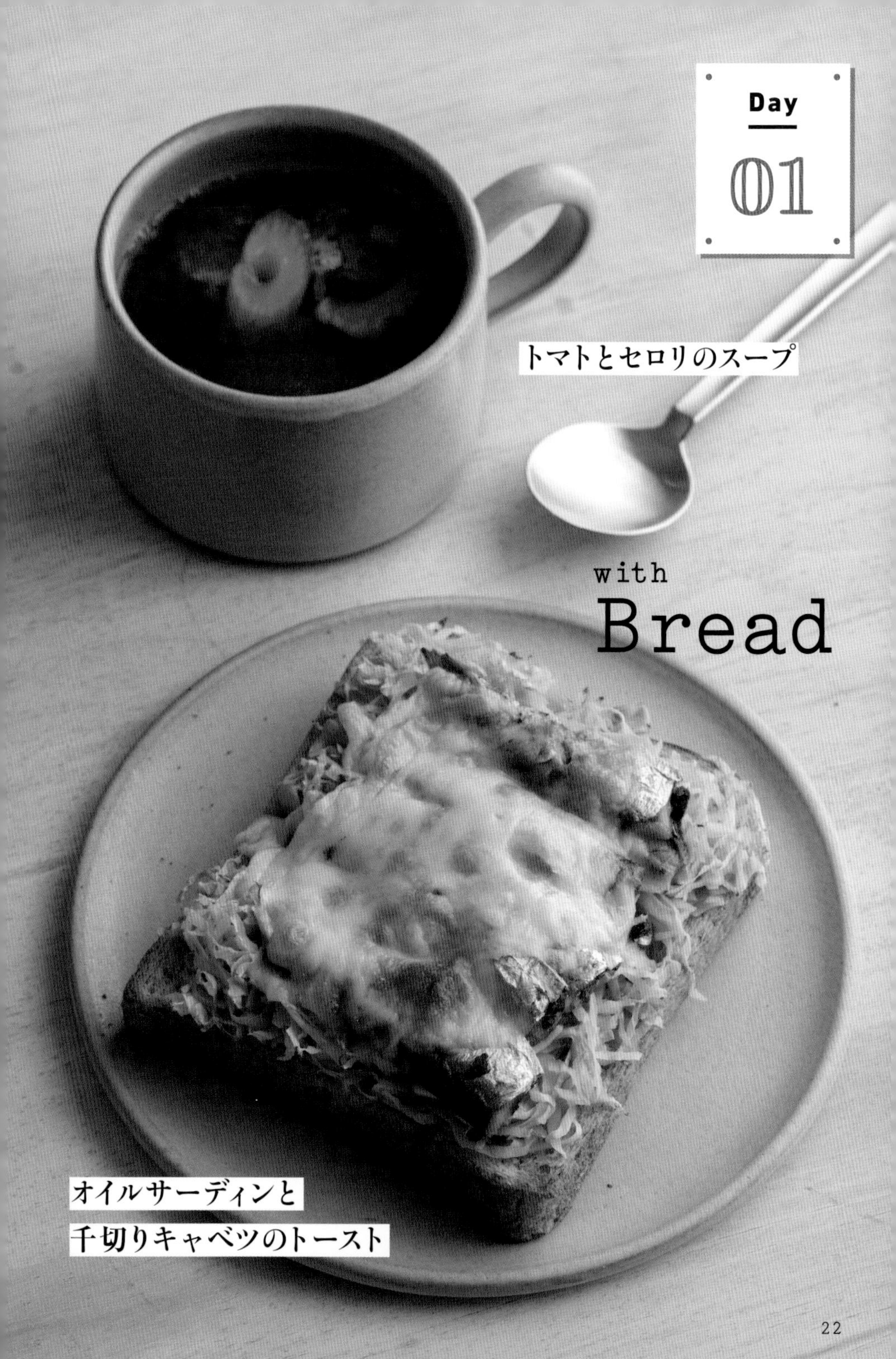

Day 01

トマトとセロリのスープ

with Bread

オイルサーディンと
千切りキャベツのトースト

パンにたっぷりのキャベツとオイルサーディンをのせてチーズをかけたら、
あとはトースターにお任せ。焼いている間にスープに
取りかかれば時短になります。キャベツを多めに切ってサラダにしても。

オイルサーディンと千切りキャベツのトースト　10分

食物繊維	糖質	たんぱく質
4.1 g	32.3 g	18.4 g

材料（1人分）

- 全粒粉食パン（6枚切り）……… 1枚
- マヨネーズ……………………… 小さじ1
- キャベツ ……………… 葉2枚程度
- オイルサーディン缶詰……… ½缶
- ピザ用チーズ…………………… 適量
- 粗びきこしょう………………… 適量

作り方

1 キャベツは千切りにして耐熱皿に移し、ラップをかけずに電子レンジで1分加熱する。
2 食パンにマヨネーズを塗り、1をのせ、油を切ったオイルサーディンをその上にのせる。
3 ピザ用チーズを散らし、トースターで2〜3分焼いて粗びきこしょうを振る。

トマトとセロリのスープ 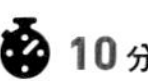

食物繊維	糖質	たんぱく質
1.1 g	3.3 g	1.6 g

材料（2人分）

- トマト……………………………… ½個
- セロリの茎………………………… ⅔本
- セロリの葉………………………… 適宜
- だし汁…………………………… 300mL
- しょうゆ………………………… 小さじ2

作り方

1 トマトはくし切りにする。セロリの茎は斜め薄切りにする。セロリの葉は細かく刻んでおく。
2 鍋にだし汁とセロリの茎を入れ、中火にかける。煮立ったらトマトを加えて1分ほど煮て、しょうゆを加え、味を調える。
3 器に 2 を注ぎ、セロリの葉を散らす。

Day

02

ほうれん草と玉ねぎの
オープンオムレツ

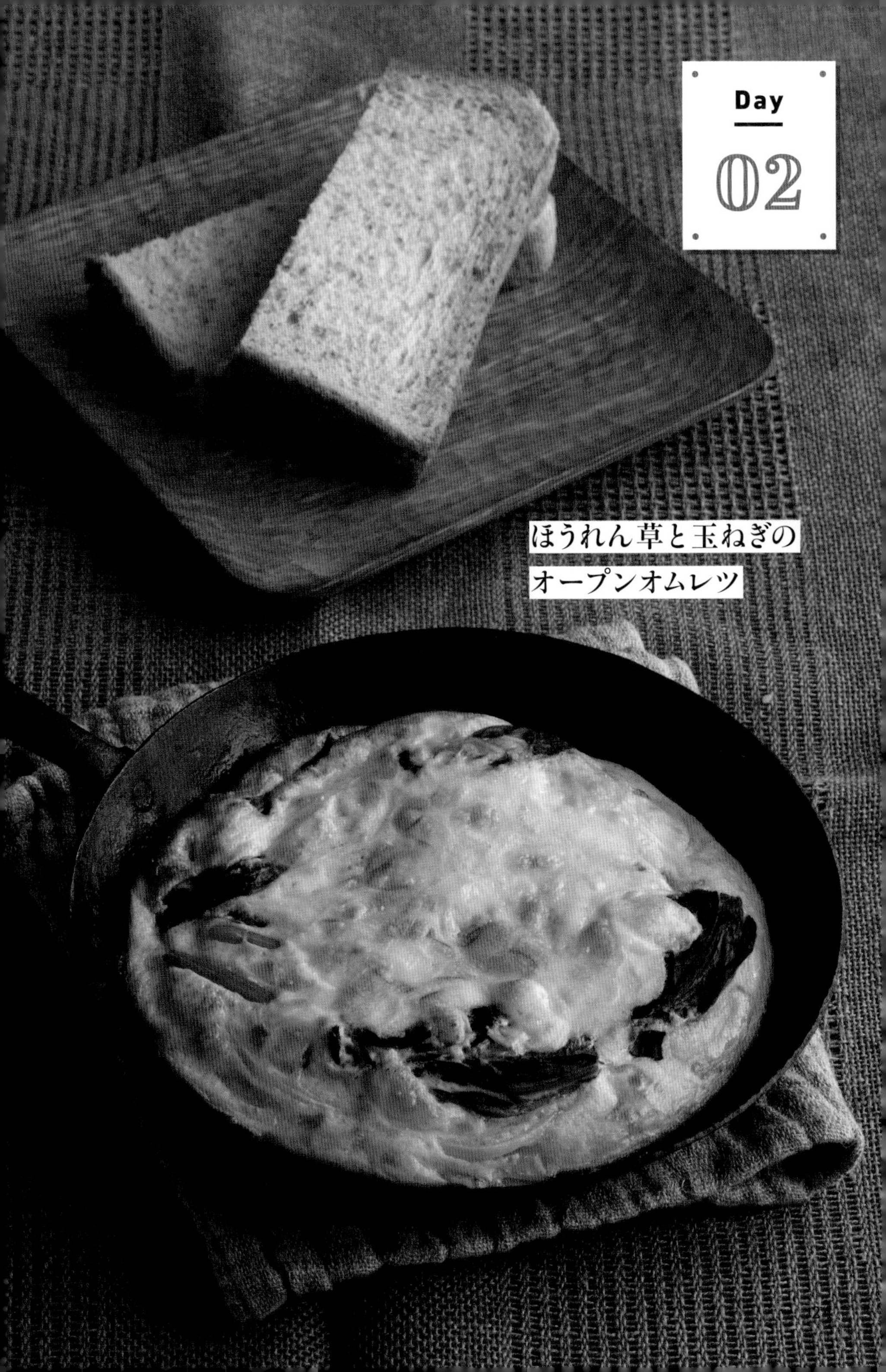

たんぱく質がたっぷりとれるチーズと卵の取り合わせ。
食物繊維は全粒粉パンでしっかり補えます。
朝から熱々の卵料理で、幸せ気分もエネルギーもチャージして。

ほうれん草と玉ねぎのオープンオムレツ　10分

食物繊維	糖質	たんぱく質
1.6 g	5.6 g	16.7 g

材料（1人分）

- 卵……2個
- 牛乳……大さじ2
- 塩・こしょう……少々
- ほうれん草……1～2茎(30g)
- 玉ねぎ……¼玉
- ピザ用チーズ……適量
- サラダ油……適量

作り方

1. 卵は塩・こしょう、牛乳を入れて溶きほぐす。
2. 玉ねぎは薄切りにする。ほうれん草は熱湯でゆでて冷水に取り、水けを絞って食べやすい4cm幅に切る。
3. スキレットにサラダ油を熱して、中火で玉ねぎを炒める。1とほうれん草を加え、卵が固まってきたらチーズをのせ、オーブントースターで3分ほどチーズに焼き色がつくまで焼く。

全粒粉パン

6枚切り　1枚（60g）

食物繊維	糖質	たんぱく質
3.3 g	25.6 g	5.2 g

巣ごもり卵はパンにのせて食べるとおいしさ倍増！

厚揚げとまいたけのスープが優しくお腹を満たしてくれます。

まいたけの不溶性食物繊維「β-グルカン」には、腸内環境を整える効果があります。

千切りキャベツの巣ごもり卵　5分

食物繊維	糖質	たんぱく質
3.6g	7.0g	8.8g

材料（1人分）

- キャベツ……葉3枚
- 卵……1個
- 塩……少々
- 粗びきこしょう……少々

作り方

1 キャベツは千切りにする。

2 耐熱皿に1を盛り、中心にくぼみを作って、そこに卵を落とす。ふんわりとラップをかけ電子レンジで1分半加熱する。

3 塩と粗びきこしょうを振る。

まいたけと厚揚げのスープ  8分

食物繊維	糖質	たんぱく質
2.2g	0.5g	7.4g

材料（2人分）

- まいたけ……½パック
- 厚揚げ……½枚
- 水……150mL
- ごま油……適量
- 塩……ひとつまみ

作り方

1 厚揚げは熱湯をかけて油抜きし、一口大に切る。まいたけは食べやすい大きさに手でほぐす。

2 小さめのフライパンにごま油を中火で熱し、1を入れて厚揚げの片面に焼き色がつくまで焼く。水を加えて沸騰してから1分ほど煮て、塩を加えて、味を調える。

全粒粉パン 60g

食物繊維	糖質	たんぱく質
3.3g	25.6g	5.2g

Day
03

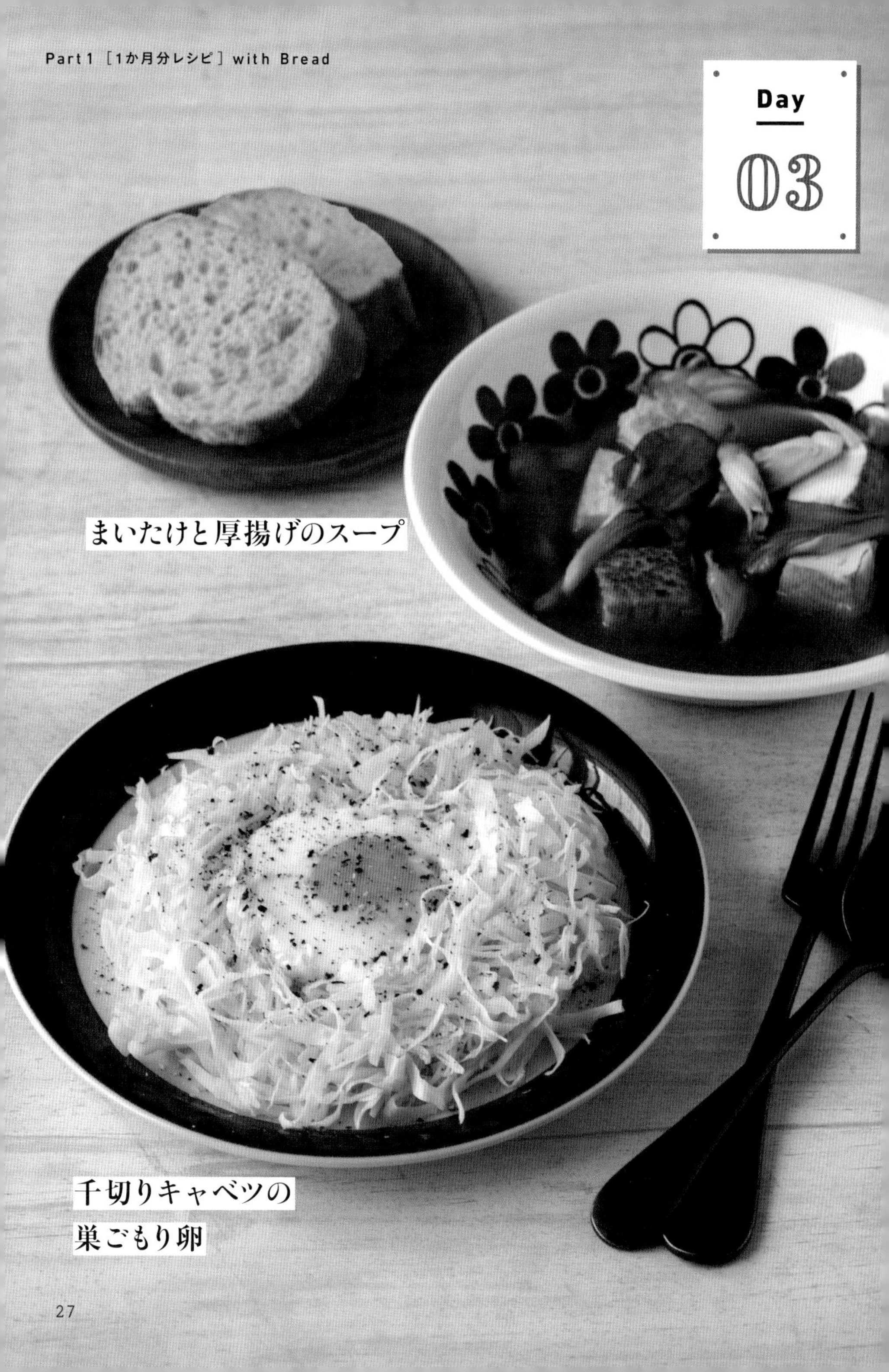

まいたけと厚揚げのスープ

千切りキャベツの
巣ごもり卵

Day

04

ミネストローネ

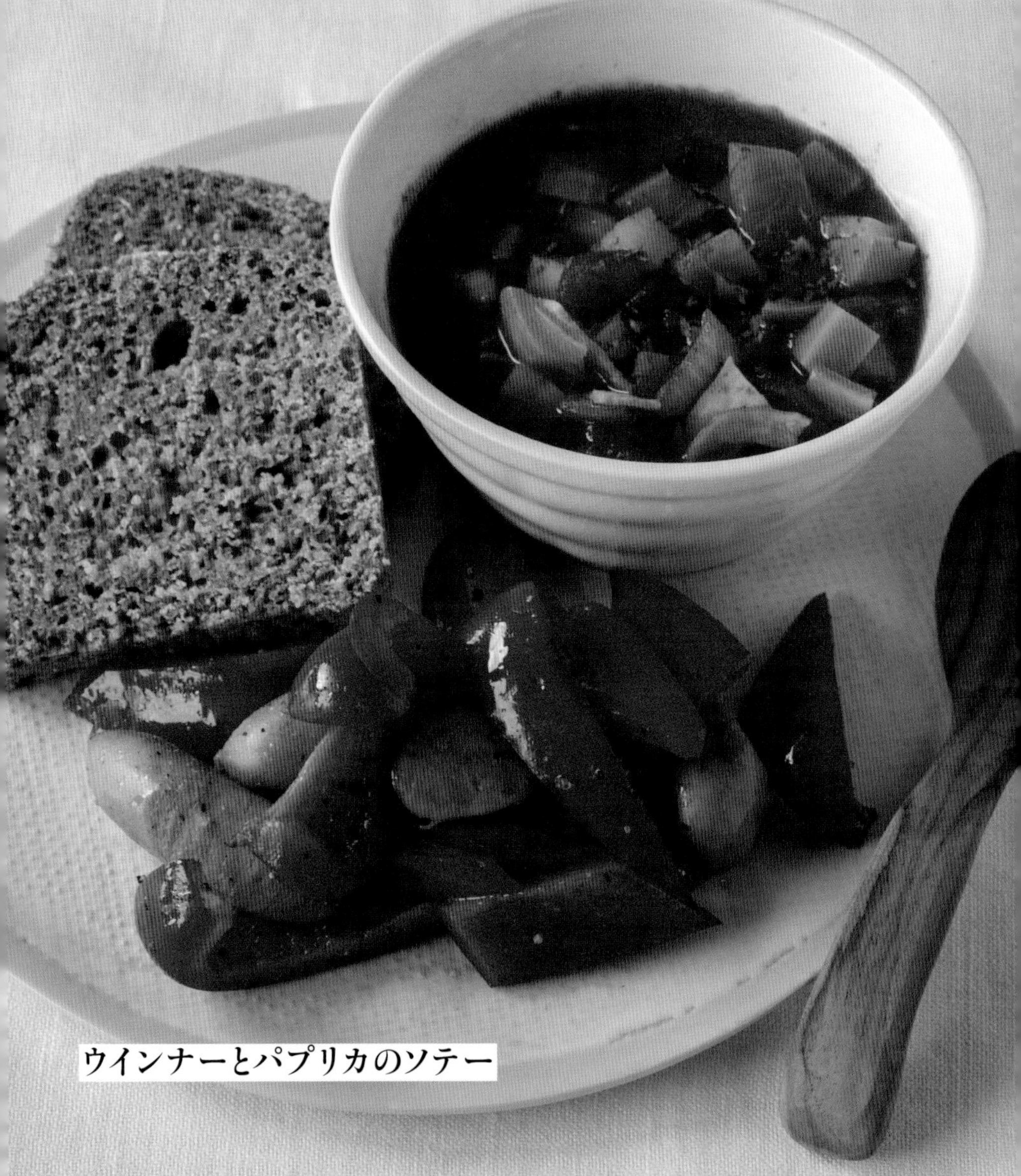

ウインナーとパプリカのソテー

栄養バランスが整った、手間がかかりそうなミネストローネも10分ほどで完成！
煮込んでいる間にソテー作りを。朝は段取りが勝負です。
ミネストローネは翌日の分もたっぷり作っておくのもおすすめです。

ウインナーとパプリカのソテー　8分

食物繊維	糖質	たんぱく質
0.9g	5.3g	5.9g

材料（2人分）

- ウインナーソーセージ……4本
- パプリカ……1個
- サラダ油……適量
- ケチャップ……小さじ2
- 塩・こしょう……少々

作り方

1 ウインナーソーセージは斜め半分に切る。パプリカは縦半分に切って種とワタを取り、乱切りにする。
2 フライパンにサラダ油を熱して、中火で1を炒める。ケチャップを加えて全体に絡めるように炒め、塩・こしょうを振り、味を調える。

ミネストローネ　10分

食物繊維	糖質	たんぱく質
2.6g	7.0g	3.4g

材料（2人分）

- セロリ……1/4本
- にんじん……1/4本
- 玉ねぎ……1/4玉
- ベーコン……1枚
- オリーブオイル……適量
- トマト水煮缶（カット）……1/2缶
- 水……100mL
- コンソメ（顆粒）……小さじ1
- 塩・こしょう……少々
- ドライパセリ……適量

作り方

1 野菜とベーコンはそれぞれ1cm角に切る。
2 鍋にオリーブオイルを熱し、中火で1を炒める。全体に油が回ったらトマト缶、水、コンソメを加えて、ふつふつとしてきたら弱火にして5分ほど煮る。
3 塩・こしょうで味を調え、器に盛ってドライパセリを振る。

全粒粉パン　60g

食物繊維	糖質	たんぱく質
3.3g	25.6g	5.2g

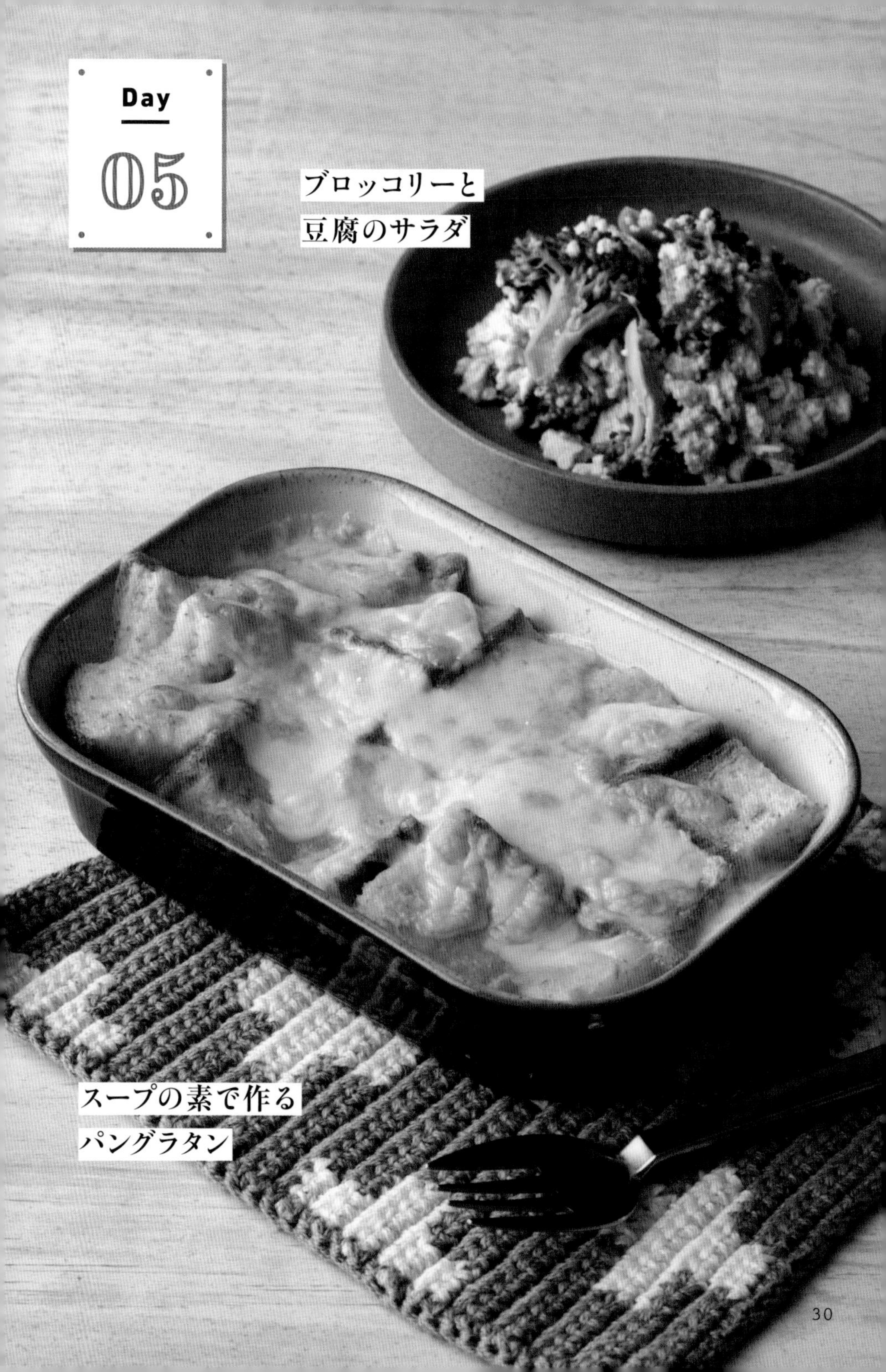

Day
05

ブロッコリーと
豆腐のサラダ

スープの素で作る
パングラタン

みんな大好きコーンスープがなんとグラタンに変身！

サラダに用いられるブロッコリーは、食物繊維が豊富なのはもちろん、

多種のビタミンにも恵まれ、美肌、ダイエット効果も期待できます。

スープの素で作るパングラタン 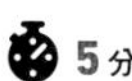5分

食物繊維	糖質	たんぱく質
3.3 g	26.8 g	7.7 g

材料（1人分）

- 全粒粉食パン（6枚切り）……1枚
- コーンスープの素……1袋
- お湯……120mL
- ピザ用チーズ……適量

作り方

1 食パンは一口大に切る。

2 耐熱皿にコーンスープの素とお湯を入れてよく混ぜて溶かし、1を並べ入れる。

3 チーズをのせて、トースターで3分ほどチーズが溶けるまで焼く。

ブロッコリーと豆腐のサラダ 7分

食物繊維	糖質	たんぱく質
3.4 g	3.4 g	8.1 g

材料（1人分）

- ブロッコリー……1/3株
- 木綿豆腐……1/4丁
- めんつゆ（3倍濃縮）……小さじ2
- オリーブオイル……小さじ1
- 粗びきこしょう……少々

作り方

1 ブロッコリーは小房に切り分け、熱湯でゆでるか、ラップをかけ電子レンジで1分30秒加熱する。

2 木綿豆腐は手で軽くつぶすようにして水気を絞る。ボウルに豆腐と1、めんつゆ、オリーブオイルを入れて、豆腐を崩しながら混ぜる。

3 器に盛り、粗びきこしょうを振る。

おひたしのオクラのぬめりの成分は「ガラクタン」「アラバン」「ペクチン」
といった食物繊維で、中でもペクチンは整腸作用を促す働きがあり、
コレステロールを排出したり便通をよくします。積極的にとりたい食材です。

さば味噌煮缶の香味丼 10分

食物繊維	糖質	たんぱく質
2.5 g	39.1 g	18.0 g

材料（1人分）

もち麦ご飯（P76参照）…1杯（100g）
さば味噌煮缶……½缶
長ねぎ……¼本
青しそ……2枚
マヨネーズ……小さじ1
おろししょうが……小さじ½
白いりごま……適量
卵黄（お好みで）……1個

作り方

1 長ねぎはみじん切りにする。青しそは千切りにする。
2 さば缶の汁けを切ってボウルに入れ、長ねぎ、マヨネーズ、おろししょうがを加えて混ぜる。
3 器にご飯を盛り、2をのせ、青しそをかけ、白いりごまを振り、お好みで卵黄をのせる。

オクラのおひたし 10分 作り置き OK! 冷蔵4日

食物繊維	糖質	たんぱく質
2.5 g	2.7 g	1.5 g

材料（3人分）

オクラ……9本
乾燥わかめ（カット）……大さじ1
A めんつゆ（3倍濃縮）……大さじ2
A 水……100mL
塩……少々

作り方

1 乾燥わかめは水で戻す。
2 オクラはガクを取り塩を振って板ずりし、熱湯で1分ほどゆで、冷水に取って冷まし、水けを切る。
3 器に2と1を盛り、合わせたAをかける。

Day
06

オクラのおひたし

with
Rice

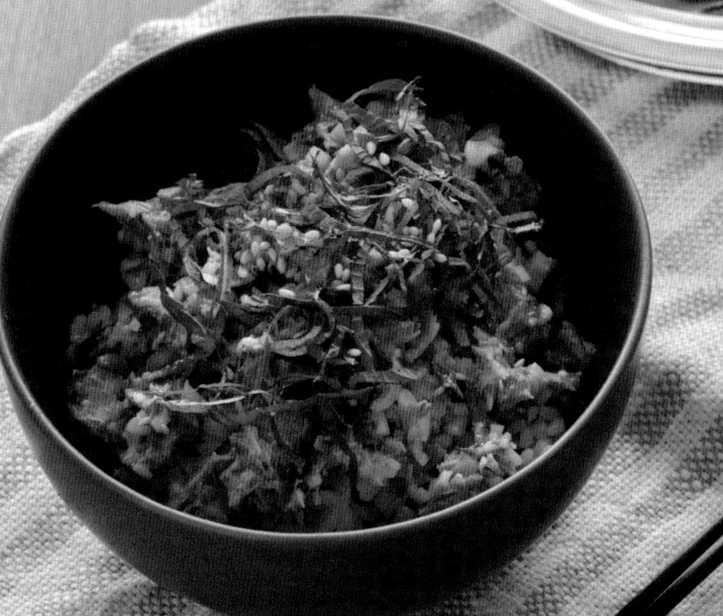

さば味噌煮缶の香味丼

Day
07

にらとトマトのサラダ

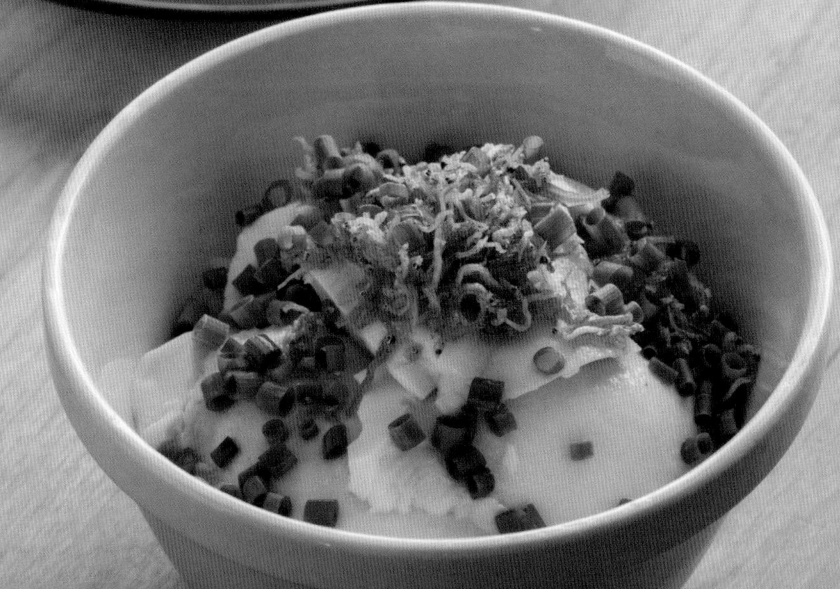

やわらか豆腐丼

主食は、米より食物繊維が約20倍（たんぱく質は約2倍）も
含まれているもち麦ご飯にしましょう。
中でも「大麦β-グルカン」は、糖質の吸収を抑える働きがあります。

やわらか豆腐丼　10分

食物繊維	糖質	たんぱく質
2.2 g	35.9 g	12.6 g

材料（1人分）

もち麦ご飯（P76参照）…1杯（100g）
豆腐（絹ごしやおぼろ豆腐など）……½丁
ちりめんじゃこ……大さじ1
ごま油……小さじ2
しょうゆ……適量
小ねぎ、削り節、ラー油など（お好みで）……適宜

作り方

1 フライパンにごま油を熱し、ちりめんじゃこを中火でカリカリになるまで炒める。
2 器にご飯を盛り、豆腐をスプーンですくってのせ、1を油ごとかける。しょうゆを回しかけ、お好みで小ねぎ、削り節、ラー油をかける。

にらとトマトのサラダ　6分

食物繊維	糖質	たんぱく質
2.8 g	3.9 g	2.7 g

材料（1人分）

にら……⅔束
トマト……¼個
ポン酢しょうゆ……小さじ1
ごま油……小さじ1
白すりごま……小さじ1

作り方

1 にらは4センチ幅に切り、耐熱皿にのせラップをして電子レンジで1分加熱する。トマトは角切りにする。
2 ボウルに1とポン酢しょうゆ、ごま油、白すりごまを入れて混ぜる。

Day

08

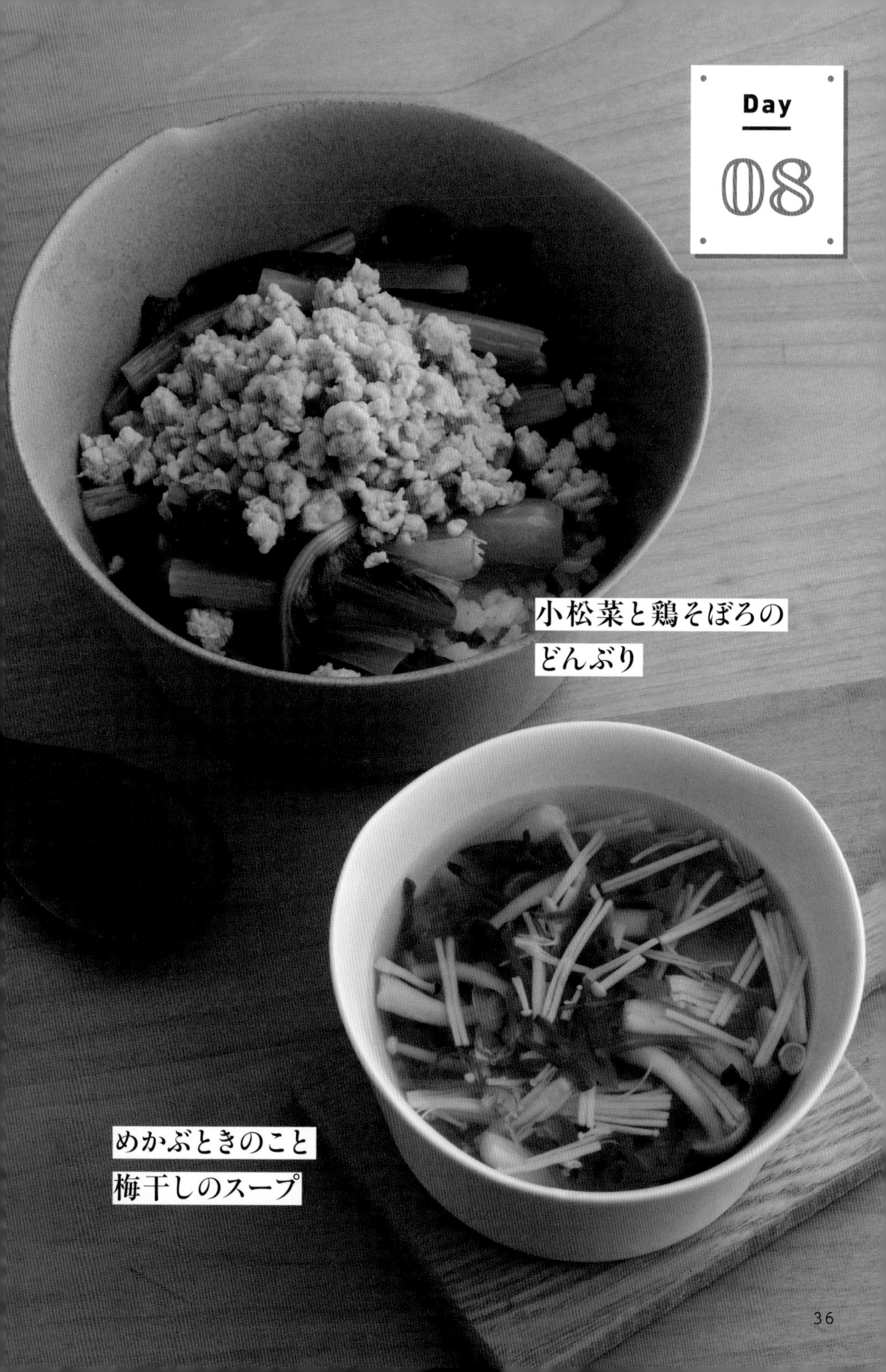

小松菜と鶏そぼろの
どんぶり

めかぶときのこと
梅干しのスープ

めかぶなどの海藻は、最初に食べると効果があります。
血糖値の上昇をしっかり抑えたい人は、めかぶときのこと梅干しのスープを
先に飲んでから、どんぶりを食べましょう。

小松菜と鶏そぼろのどんぶり　10分

食物繊維	糖質	たんぱく質
3.5g	44.6g	15.8g

材料（1人分）

もち麦ご飯（P76参照）…1杯（100g）
小松菜……½束
鶏ひき肉……60g
しょうゆ……大さじ½
みりん……大さじ½
おろししょうが……小さじ½

作り方

1 小松菜は食べやすい長さに切り、耐熱皿にのせ、ラップをして電子レンジで1分加熱する。粗熱がとれたら水気を絞る。
2 フライパンに鶏ひき肉、しょうゆ、みりん、おろししょうがを入れて混ぜる。火をつけて中火で炒める。※菜箸3～4本を使うときれいなそぼろ状になる
3 器にご飯を盛り、1と2をのせる。

めかぶときのこと梅干しのスープ　10分

食物繊維	糖質	たんぱく質
3.2g	1.3g	3.0g

材料（2人分）

めかぶ……1個（3個入りパックのもの）
しめじ……⅓株
えのき……⅓株
梅干し……1個
だし汁……300mL
しょうゆ……適量

作り方

1 しめじは石づきを取ってほぐす。えのきは石づきを取り3等分に切り、ほぐす。梅干しは種を取り包丁で叩く。
2 鍋にだし汁を入れて火にかけ、煮立ったらしめじとえのきを入れて2～3分煮て、めかぶと梅干しを加え一煮立ちさせ、仕上げにしょうゆを加えて味を調える。

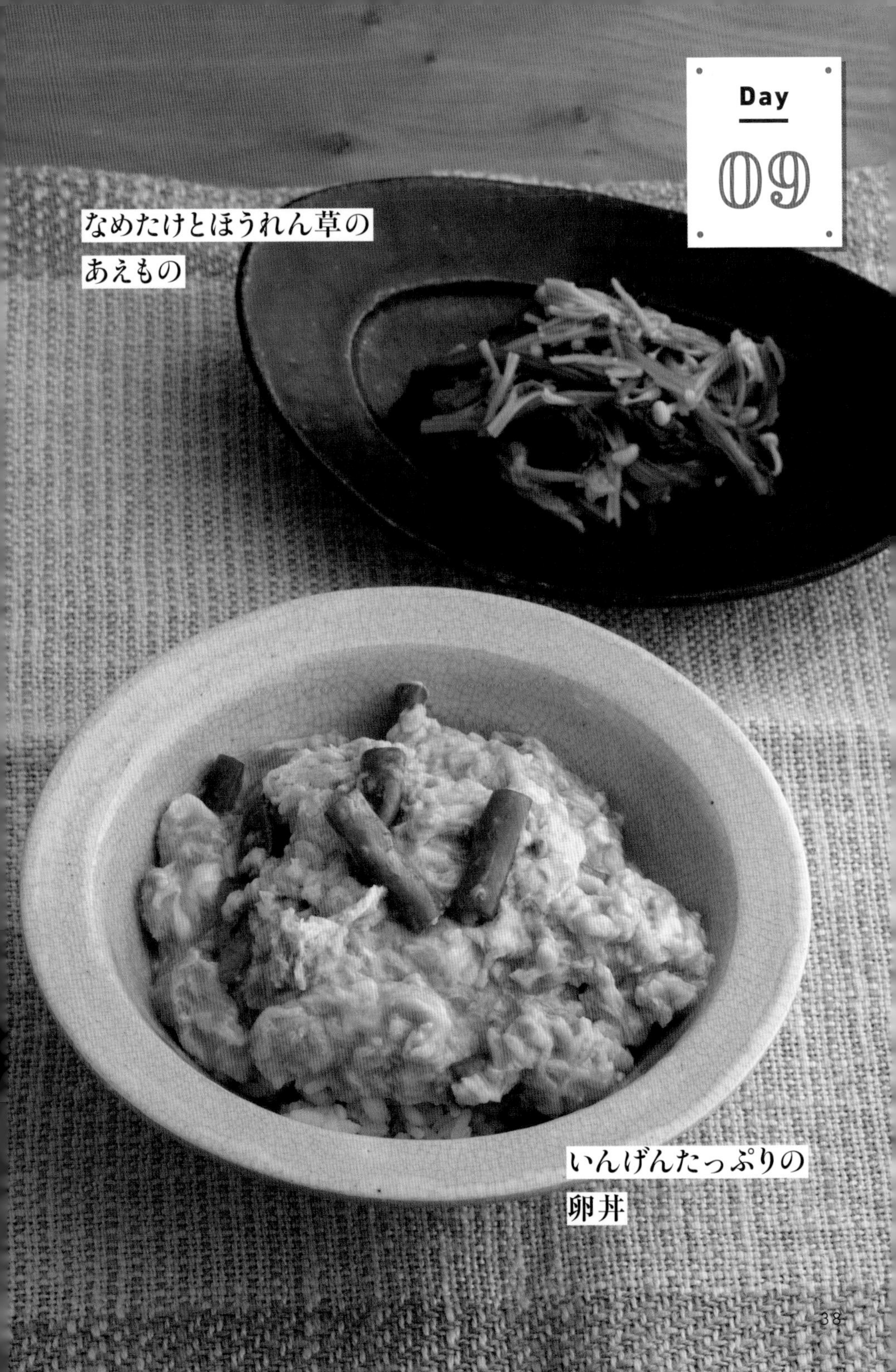
Day
09
なめたけとほうれん草の
あえもの
いんげんたっぷりの
卵丼

あえもののなめたけは多めに作り置きしておくと、
ご飯のお供や冷ややっこにのせるなど、自在に活躍してくれます。
卵は重要なたんぱく源となる優れ食材。常備しておきましょう。

いんげんたっぷりの卵丼　10分

食物繊維	糖質	たんぱく質
2.4 g	43.7 g	17.8 g

材料（1人分）

もち麦ご飯（P76参照）… 1杯（100g）
卵……2個
いんげん……5本
片栗粉……小さじ1
サラダ油……小さじ1
だし汁……50mL
しょうゆ……小さじ2
みりん……小さじ2

作り方

1 いんげんはすじとヘタを取り、4cm幅に切る。卵は溶きほぐす。片栗粉は少量の水を加えて溶いておく（水溶き片栗粉）。
2 フライパンにサラダ油を熱し、中火でいんげんを炒める。だし汁、しょうゆ、みりんを加えて、煮立ったら水溶き片栗粉を回し入れてとろみをつける。そこにほぐした卵の半量を回し入れ、木べらで軽く混ぜて半熟状にする。
※混ぜ過ぎないように
3 卵の残りを加えてさらにゆっくり混ぜながら、半熟状に固まるまで熱する。
4 器にご飯を盛り、3をのせる。

なめたけとほうれん草のあえもの　5分

作り置き
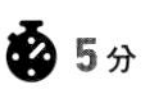
冷蔵4日

食物繊維	糖質	たんぱく質
3.3 g	0.3 g	2.8 g

材料（2人分）

ほうれん草……1束
なめたけ※……大さじ3

作り方

1 ほうれん草は熱湯でゆでて冷水に取り、水けを絞り、食べやすい長さに切る。
2 ボウルに1を入れ、なめたけを加えて混ぜる。

※なめたけの作り方（作りやすい分量） 作り置き OK! 冷蔵5日

1 えのき（1株）は石づきを取り、3等分に切ってほぐす。
2 えのきとしょうゆ・みりん（各大さじ2）、酢（小さじ1）を鍋に入れて火にかけ、5分ほど煮たら出来上がり。

食物繊維がたっぷりとれるどんぶり。しかも材料を切ってあえるだけという超簡単レシピです。アボカドは食物繊維だけではなく、美肌に効果的なビタミンEや、脂肪の燃焼を促すビタミンB_2など栄養の宝庫です。

アボカド納豆わさび丼　5分

食物繊維	糖質	たんぱく質
7.0 g	36.2 g	11.9 g

材料（1人分）

もち麦ご飯（P76参照）…1杯（100g）
アボカド……1/4個
納豆……1パック
添付のたれ……1個
練りわさび……小さじ1/2
刻みのり……適量

作り方

1 アボカドは、包丁を縦にぐるりと入れて半分に割って皮をむき、種を取って2cm角に切る。
2 納豆に添付のたれとわさびを入れて混ぜる。
3 器にご飯を盛り、2と1をのせ、刻みのりを散らす。

わかめとレタスのサラダ　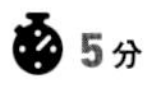 5分

食物繊維	糖質	たんぱく質
0.9 g	1.3 g	0.6 g

材料（1人分）

乾燥わかめ（カット）……小さじ1
レタス……1/4玉
塩……少々
ごま油……小さじ1
白いりごま……適量

作り方

1 乾燥わかめは水で戻す。レタスは食べやすい大きさに手でちぎる。
2 ボウルにすべての材料を入れて混ぜ合わせる。

Day

10

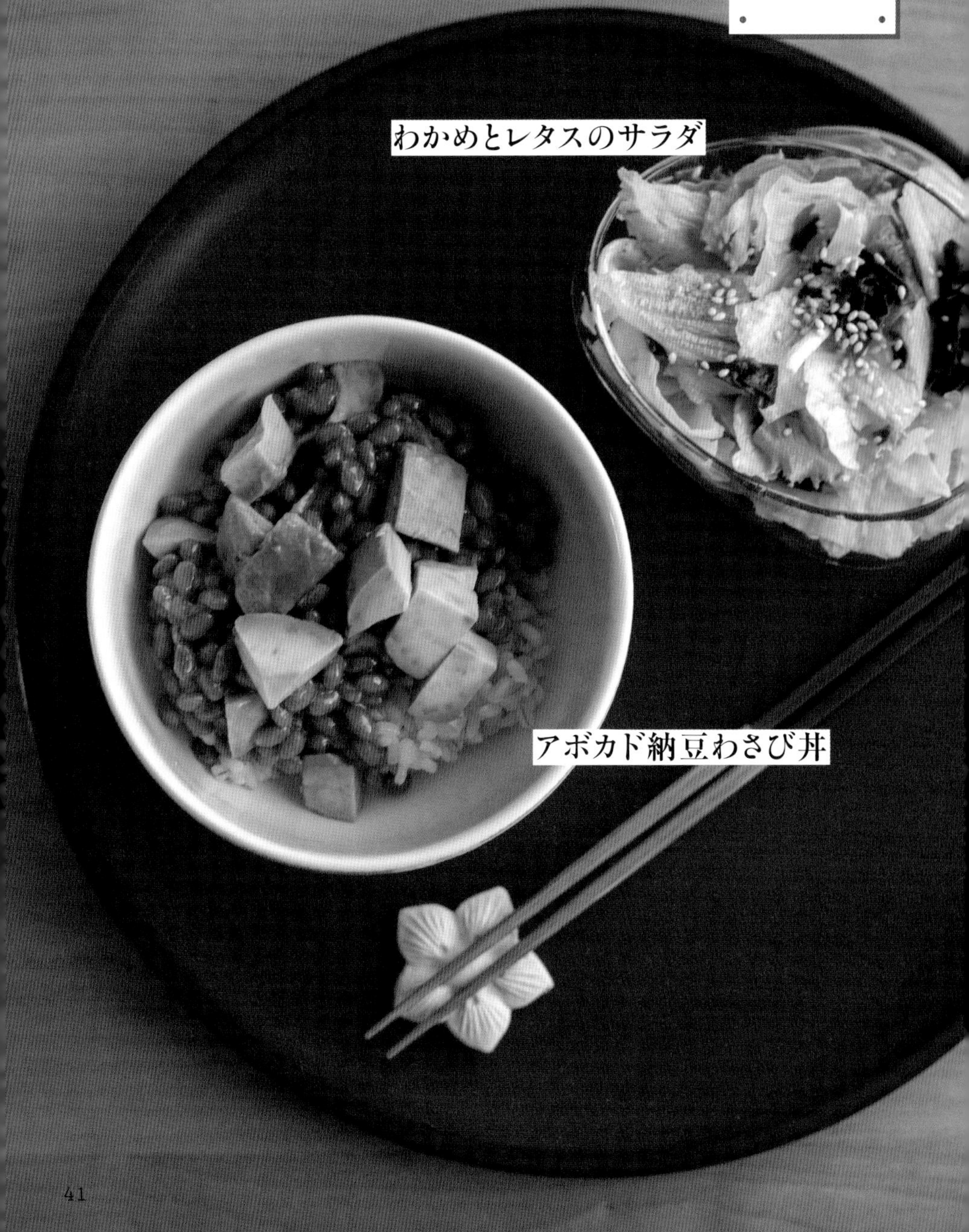

わかめとレタスのサラダ

アボカド納豆わさび丼

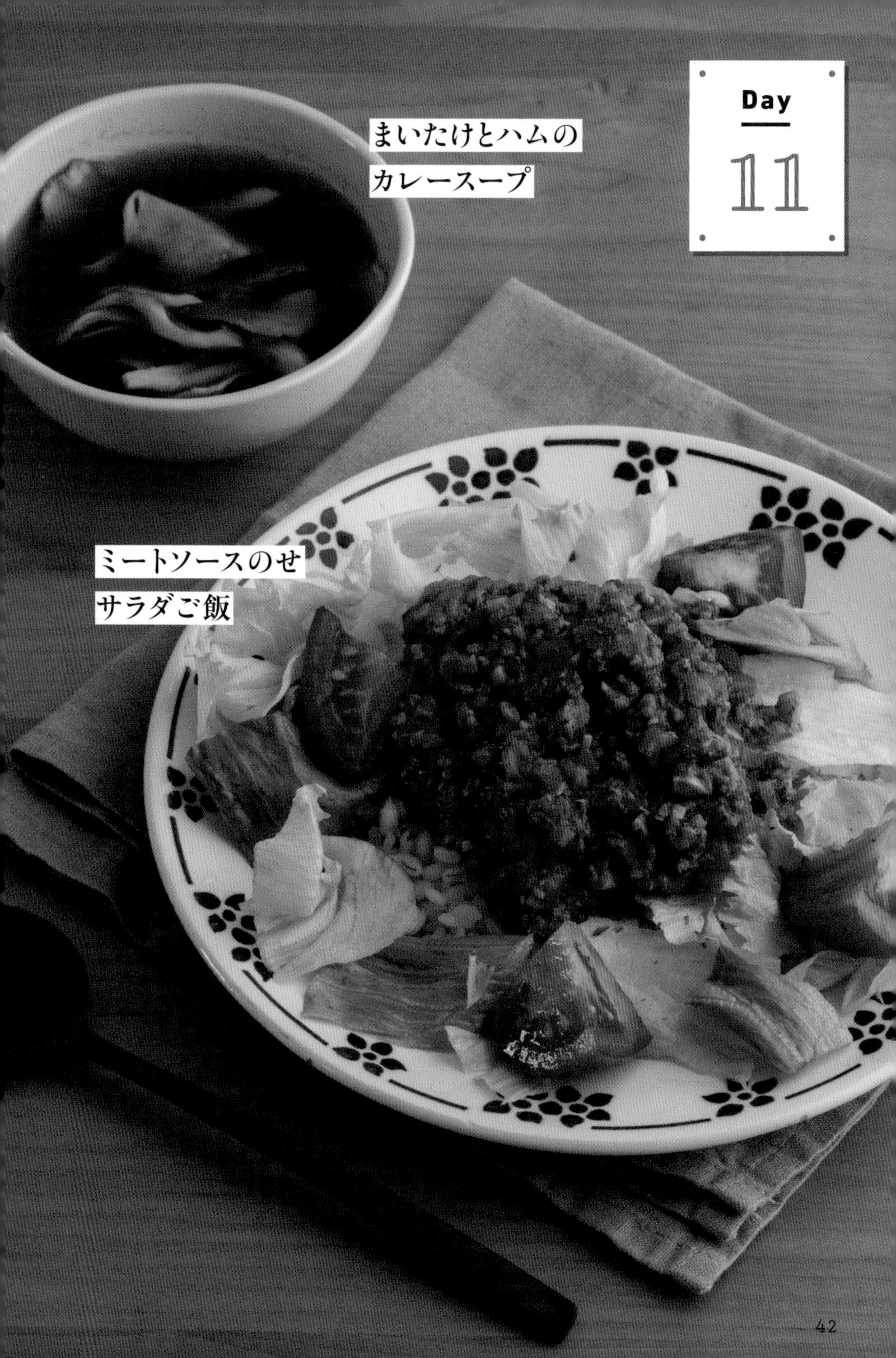

Day

11

まいたけとハムの
カレースープ

ミートソースのせ
サラダご飯

ミートソースにカレーと、朝からテンションの上がる取り合わせ！
ミートソースは事前に作り置きしておくと、時短になります。
多めに作ったほうがおいしさもアップ、パンにのせてもOK!

ミートソースのせ サラダご飯

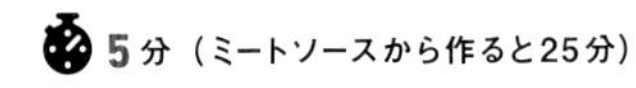
5分（ミートソースから作ると25分）

食物繊維	糖質	たんぱく質
5.3 g	46.2 g	14.2 g

材料（1人分）

- もち麦ご飯（P76参照）…1杯（100g）
- ミートソース（作り方はP44）…1/4量
- レタス…1～2枚
- トマト…1/4個
- ドライパセリ…適量

作り方

1 レタスは食べやすい大きさに切る。トマトは4等分に切る。

2 皿にもち麦ご飯を盛り、ミートソースをかけ、1を周りに添え、ドライパセリを振る。

まいたけとハムのカレースープ

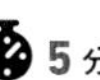
5分

食物繊維	糖質	たんぱく質
1.6 g	3.1 g	2.9 g

材料（2人分）

- まいたけ…1/2パック
- ハム…2枚
- カレー粉…小さじ2
- めんつゆ（3倍濃縮）…大さじ1 1/2
- 水…300mL

作り方

1 まいたけは食べやすい大きさに手で裂く。ハムは4等分に切る。

2 鍋に水を入れて中火にかけ、煮立ったらめんつゆ、カレー粉、1を加えて2分ほど煮る。

ミートソースの作り方　20分

作り置きOK!　冷蔵4日　冷凍1か月

材料（4人分）

- 合いびき肉……200g
- 玉ねぎ……1玉
- しいたけ……6枚
- トマト水煮缶（カット）……1缶
- サラダ油……適量
- ウスターソース……大さじ2
- ケチャップ……大さじ2
- コンソメ（固形）……1個
- 塩・こしょう……少々

作り方

1. 玉ねぎとしいたけはみじん切りにする。
2. フライパンにサラダ油を熱し、玉ねぎ、合いびき肉、しいたけを入れて中火で炒める。
3. 玉ねぎが透き通ってきたら、トマト缶とコンソメを入れて10分ほど煮る。ウスターソースとケチャップを加えて混ぜ、塩・こしょうを加えて味を調える。

トーストにも合う！

ミートソースを食パンにのせてチーズをかけて、オーブントースターで焼くだけ。

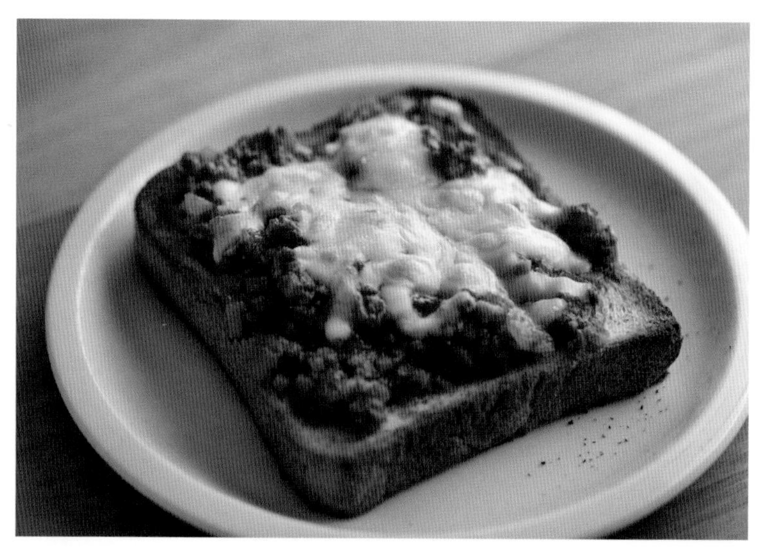

朝ごはん ササッと時短のコツ

慌ただしい朝でも、朝ごはんをしっかりとるには手間をかけないようにすること。そのアイデアをお伝えします。

1 料理を始める前に食器や食材を全部出しておく

料理をスピーディに進めるためにおすすめなのが、使う食器や食材、料理道具などを最初にすべて出しておくことです。使う時に1個ずつ出すよりも、全体像がわかりやすく、次の工程への動きがスムーズになります。できれば、食器はお箸も一緒にお盆に並べておくといいです。そうして出来上がりの状態を想像しながら作っていきます。

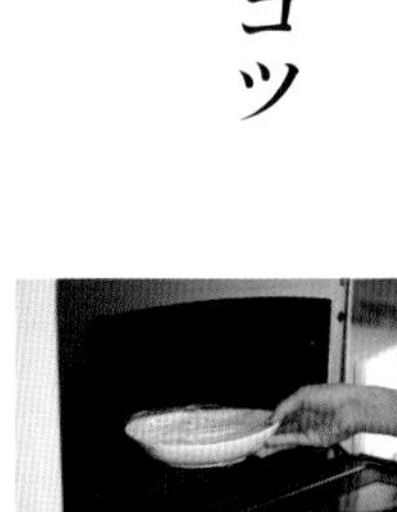

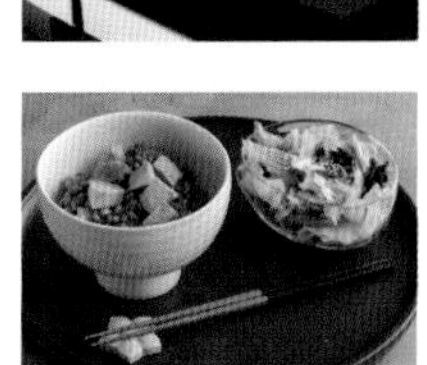

2 ついついたまりがちな洗い物を減らすアイデア

料理はスピーディに作れても、そのあとの洗い物がたっぷりたまっていると、げんなりしてしまいますよね。例えばスープを煮ている間や電子レンジで加熱している時など、手が空いた時間にサッと洗い物をしてしまうのも大事です。また、まな板と包丁を使わず、キッチンばさみやスライサーなどの道具を使うようにしたり、食材を混ぜる時などにはポリ袋を活用するのもおすすめです。

丼物のメニューはおかずとご飯を一つのお皿に盛れて洗い物を減らせます。アルミホイルを使うホイル焼きは、フライパンなど使わずに作れてお皿も汚さないので、後片付けをラクにできますよ。

3 晩ごはんを作る時に、なるべく翌朝のご飯の準備をする

前日に副菜を作り置きしておいたり、野菜を切っておくだけでも朝食作りは劇的にラクになります。わざわざ準備する時間をとらなくても、晩ごはんを作る時に一緒にやってしまうといいです。ご飯の時は、炊飯器のタイマーをセットしておくといいですね。

4 電子レンジやオーブントースターを有効活用する

忙しい朝にぜひ活用していただきたいのが、電子レンジです。野菜などはレンジで加熱して、さっと味付けするだけでも立派な一品になります。それに、野菜は生で食べるよりも、加熱したほうがカサが減るので、多くの量を食べることができます。盛り付けの器のまま加熱すれば、洗い物の手間も省くことができます。また、オーブントースターもガスを使わなくて済むうえ、フライパンなどの洗い物も出ないので、朝の忙しい時間にはとても助かりますよ。

Day

12

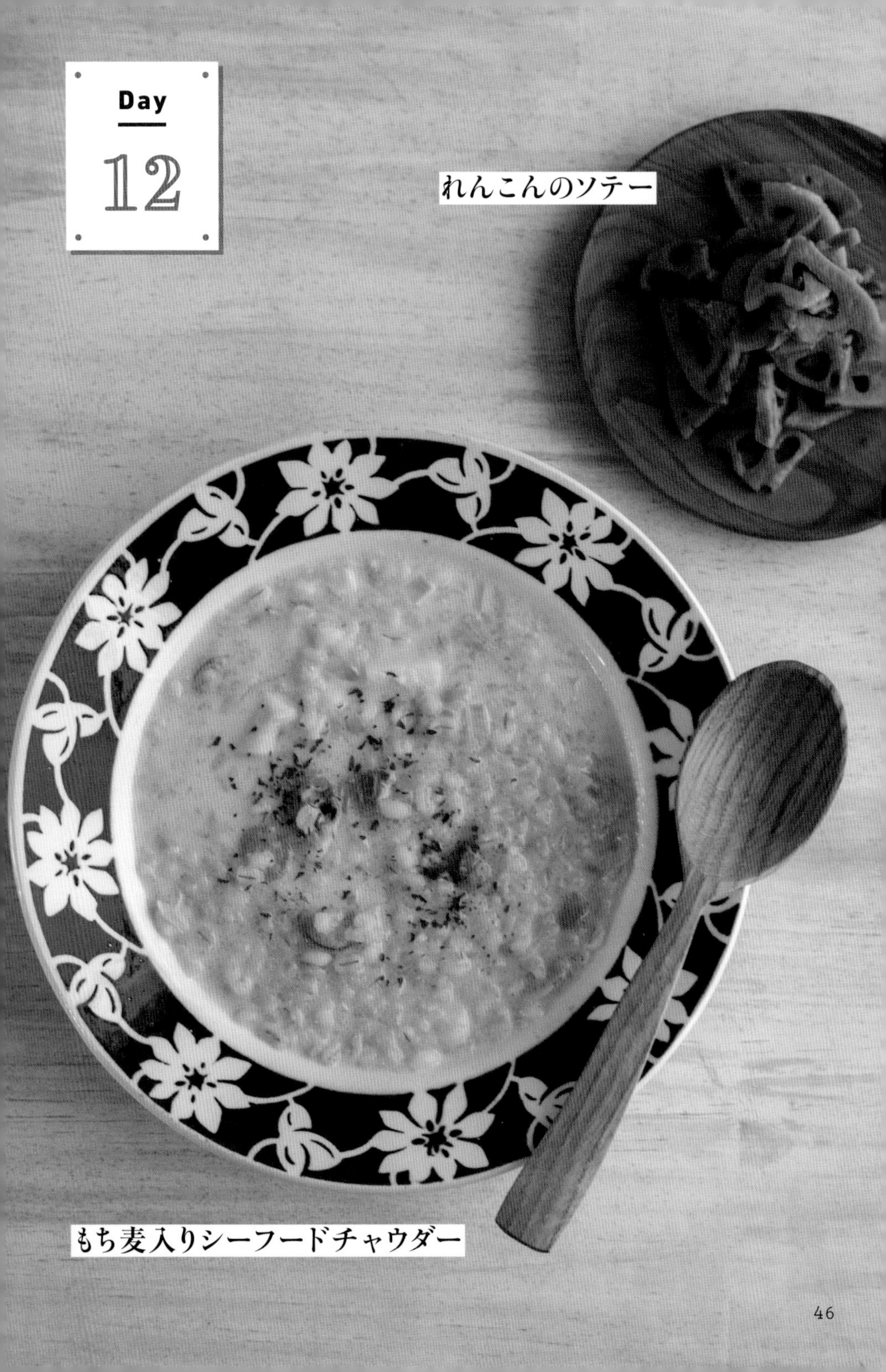

れんこんのソテー

もち麦入りシーフードチャウダー

もち麦は、ご飯と混ぜるだけでなく、ゆでると使い方はさらに広がります。
スープの具として入れると、腹持ちのいいメインディッシュに。
ちゃんと煮込むので消化もよく、朝にはうってつけの一品になります。

もち麦入りシーフードチャウダー　10分

食物繊維	糖質	たんぱく質
4.3 g	29.2 g	11.6 g

材料（1人分）

- ゆでもち麦（P77参照）……50g
- 玉ねぎ……1/8玉
- シーフードミックス……50g
- オリーブオイル……小さじ1
- おろしにんにく……小さじ1/2
- コンソメ（顆粒）……小さじ1
- 酒……大さじ1
- 水……200mL
- 牛乳……100mL
- ドライパセリ……少々

作り方

1 玉ねぎはみじん切りにする。
2 鍋にオリーブオイルと1を入れて火にかけ、炒める。玉ねぎが透き通ってきたら水、酒、コンソメ、ゆでもち麦、シーフードミックス、おろしにんにくを加えて弱火で5分ほど、もち麦がやわらかくなるまで煮る。
3 牛乳を加え、一煮立ちさせる。
4 器に盛り、ドライパセリを散らす。

れんこんのソテー　5分

冷蔵4日

食物繊維	糖質	たんぱく質
1.5 g	12.2 g	1.9 g

材料（2人分）

- れんこん……150g
- しょうゆ……小さじ2
- 砂糖……小さじ1
- バター……5g

作り方

1 れんこんは皮をむき、いちょう切りにする。
2 フライパンにバターを溶かし、中火で1を炒める。しょうゆと砂糖を加えて、汁けを飛ばしながら絡める。

Day

13

きのこの
塩昆布ナムル

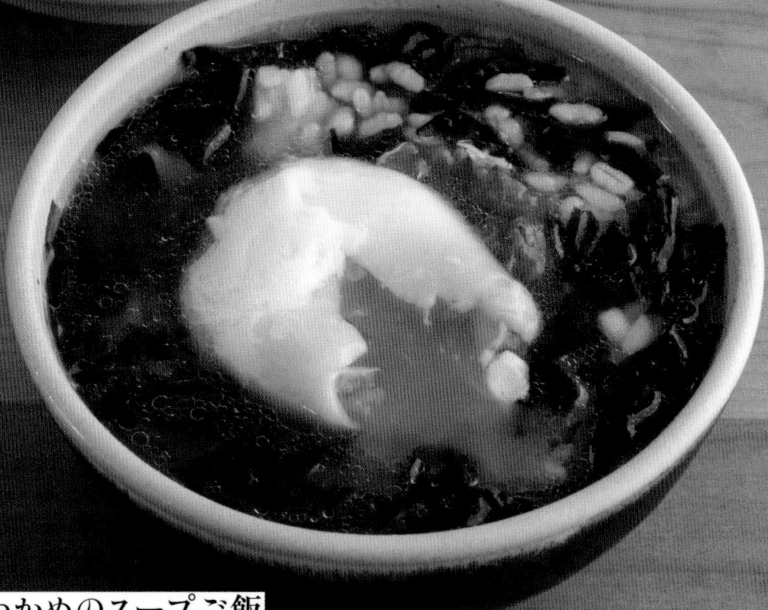

梅とわかめのスープご飯
半熟卵のせ

昔から、梅干しの健康効果はうたわれてきましたが、梅の中には、
血糖値上昇につながる酵素「α-グルコシダーゼ」の働きを抑える成分があります。
わかめとの取り合わせもよく、胃腸を優しく整えてくれる献立です。

梅とわかめのスープご飯半熟卵のせ 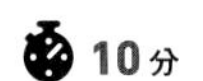

食物繊維	糖質	たんぱく質
2.9g	34.0g	9.7g

材料（1人分）

- もち麦ご飯（P76参照）… 1杯（100g）
- 乾燥わかめ…大さじ1
- 梅干し…1個
- 半熟卵…1個
- しょうゆ…小さじ1
- ごま油…小さじ1
- 水…250mL

作り方

1 鍋に水を入れて火にかけ、煮立ったらしょうゆ、ごま油、指で砕いた乾燥わかめを入れる。種を取った梅干しを手でちぎって加える。
2 ご飯を加え4分ほど煮る。
3 器によそい、半熟卵をのせる。

きのこの塩昆布ナムル 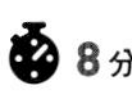

作り置き OK! 冷蔵4日

食物繊維	糖質	たんぱく質
3.6g	2.8g	2.7g

材料（4人分）

- しいたけ…4枚
- しめじ…1株
- えのき…1株
- 塩昆布…大さじ2程度
- ごま油…大さじ1

作り方

1 しいたけは石づきを取り薄切りにする。しめじは石づきを取り、ほぐす。えのきは石づきを取り、3等分に切ってほぐす。
2 耐熱容器に1を入れラップをして、電子レンジで4分加熱する。
3 ラップを外し、塩昆布とごま油を加えて混ぜる。

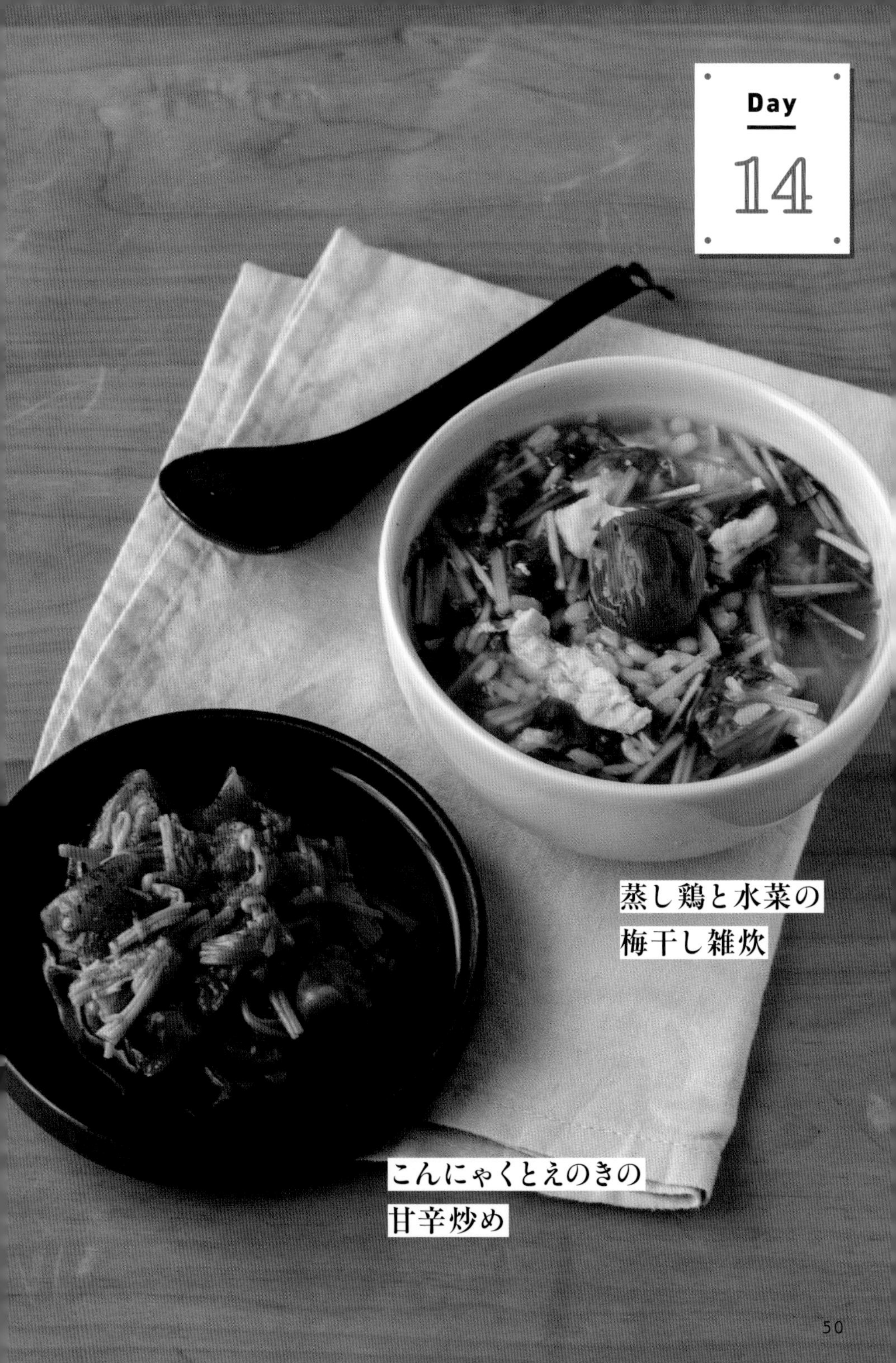

Day

14

蒸し鶏と水菜の
梅干し雑炊

こんにゃくとえのきの
甘辛炒め

食欲のない時でも、サラサラと食べられて胃のもたれもない雑炊。
手軽に作れるので、朝のメニューにぜひ取り入れてください。甘辛な副菜は
雑炊とベストマッチ。こんにゃくの不溶性食物繊維がお腹をサポートします。

蒸し鶏と水菜の梅干し雑炊　10分

食物繊維	糖質	たんぱく質
3.4 g	36.7 g	16.9 g

材料（1人分）

- もち麦ご飯（P76参照）…1杯（100g）
- 水菜……¼束
- 鶏ささみ……1枚
- 梅干し……1個
- A
  - しょうゆ……小さじ1
  - みりん……小さじ1
  - だし汁……300mL

作り方

1. 水菜は洗って3cm幅に切る。鶏ささみは筋を取り細切りにする。
2. 鍋にAと鶏ささみを入れて中火にかけ、煮立ったらご飯を加え、弱火にして3〜5分煮る。
3. 水菜を入れて混ぜ一煮立ちさせ、梅干しをのせる。

こんにゃくとえのきの甘辛炒め　8分

作り置き OK!　冷蔵3日

食物繊維	糖質	たんぱく質
3.6 g	11.4 g	2.8 g

材料（2人分）

- こんにゃく（下ゆで不要タイプ）……1枚（150g）
- えのき……½株
- A
  - しゅうゆ……大さじ2
  - みりん……大さじ1
  - 砂糖……大さじ1
- ごま油……小さじ1
- 一味唐辛子……少々

作り方

1. こんにゃくはさっと洗って、手かスプーンを使って一口大にちぎる。えのきは石づきを取り3等分に切ってほぐす。
2. フライパンにこんにゃくを入れて、中火にかけ、油をひかずに炒める。
3. こんにゃくの水分が飛んでキュルキュルと音がしてきたらごま油を入れさっと炒め、えのきも加えてさらに炒める。
4. Aを加えて汁けが少なくなるまで炒める。
5. 器に盛り、一味唐辛子を振る。

POINT

こんにゃくは下ゆで不要タイプが便利。
手に入らない場合は、熱湯でさっと下ゆでしてから調理してください。

豆は、ごぼうの約2倍、さつまいもの約3倍もの食物繊維を含んでいるといわれています。

豆がたっぷり入ったサラダは食物繊維の宝庫！　おいしさも太鼓判！

缶詰やドライパックを積極的に活用して、食卓への登場回数を増やしましょう。

チーズのせスープご飯　5分

食物繊維	糖質	たんぱく質
1.5g	33.9g	6.7g

材料（1人分）

もち麦ご飯（P76参照）…1杯（100g）
ハム……1枚
スライスチーズ（とろけるタイプ）……1枚
コンソメ（顆粒）……小さじ1
ドライパセリ……少々
水……150mL

作り方

1 ハムは1cm角に切る。
2 耐熱の器にもち麦ご飯、コンソメ、1を入れ、水を加えて、スライスチーズをのせ、ラップをしないまま電子レンジで1分半加熱する。
3 ドライパセリを振る。

豆のサラダ　5分

食物繊維	糖質	たんぱく質
8.4g	8.3g	11.4g

材料（2人分）

ミックスビーンズ缶……1缶（110g）
アボカド……1個
ツナ缶……1缶
マヨネーズ……大さじ1
粒マスタード……小さじ1
塩・こしょう……少々

作り方

1 アボカドは、包丁を縦にぐるりと入れて半分に割り皮をむき、種を取って2cm角に切る。
2 ボウルにミックスビーンズ、1、汁けを切ったツナ缶、マヨネーズ、粒マスタードを入れて混ぜ、塩・こしょうを加えて味を調える。

Day 15

チーズのせスープご飯

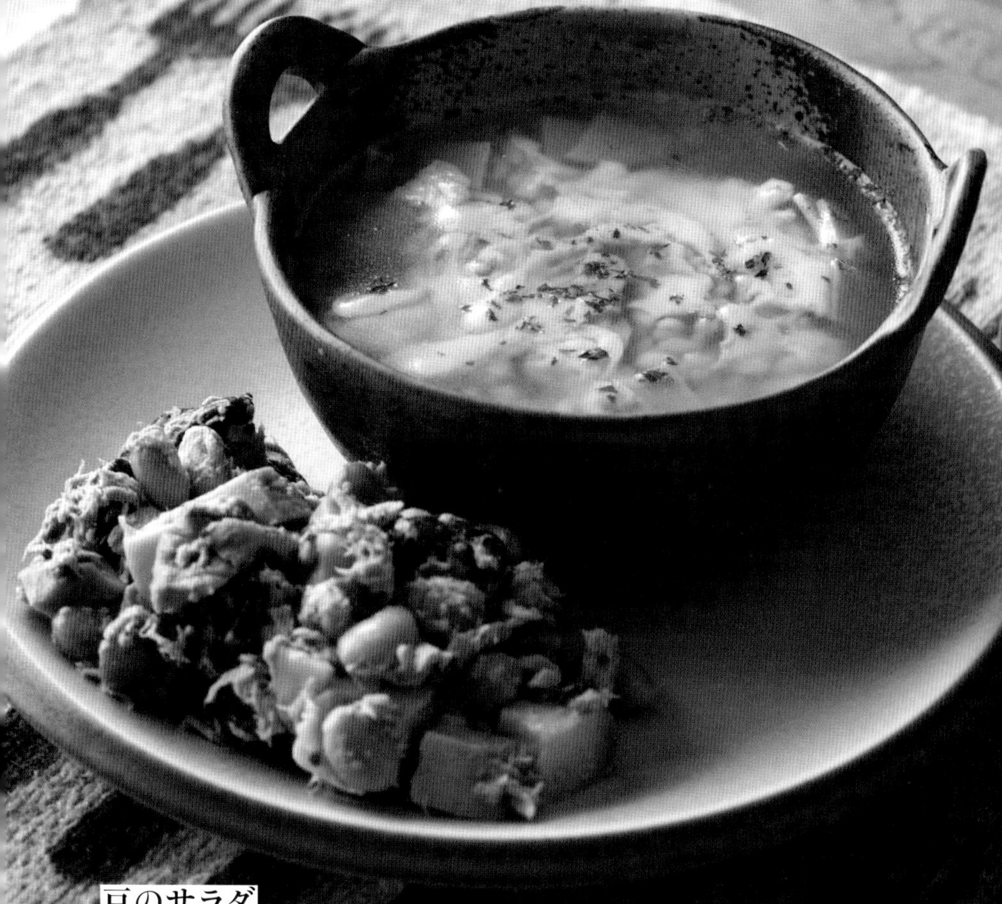

豆のサラダ

Day 16

さば缶ともち麦の
トマトリゾット

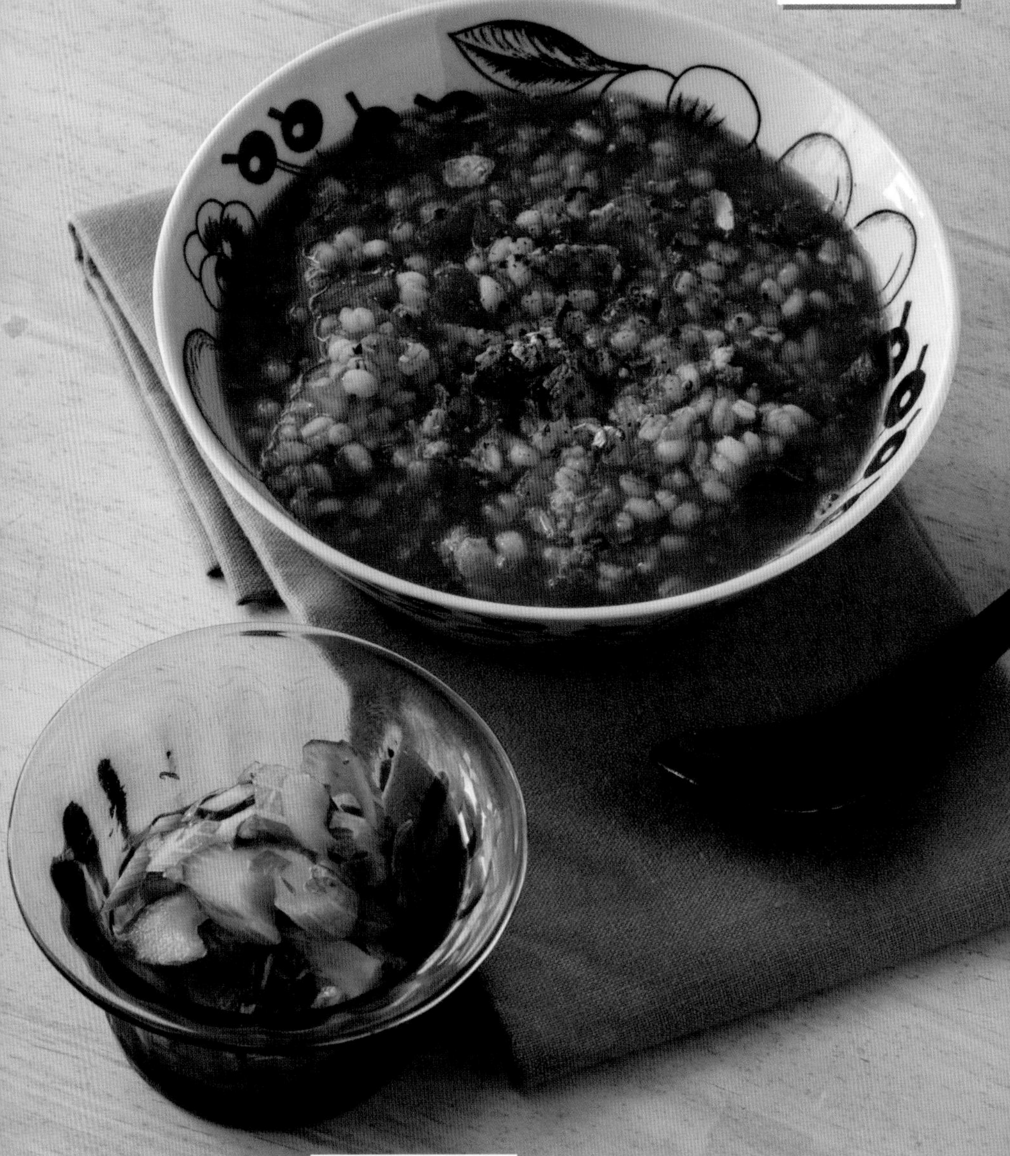

料理の名サポーター・玉ねぎは、消化を促し新陳代謝を盛んにする働きや、
血液をサラサラにする作用もあって、糖尿病や高血圧などに
高い効果があるといわれています。保存も利くので欠かさず常備しておきましょう。

さば缶ともち麦のトマトリゾット

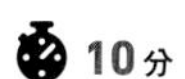

食物繊維	糖質	たんぱく質
6.0 g	28.9 g	18.8 g

材料（1人分）

- ゆでもち麦（P77参照）…… 100g
- 水…… 200mL
- さば水煮缶…… ½缶
- トマト水煮缶（カット）…… 100mL
- 玉ねぎ…… ⅛玉
- コンソメ（顆粒）…… 小さじ1
- 粗びきこしょう…… 少々

作り方

1. 玉ねぎはみじん切りにする。
2. 鍋に水、トマト缶、コンソメを入れて火にかけ、煮立ったら 1、ゆでもち麦、汁けを切ったさば缶を加えて、弱火で5分ほど煮る。
3. 器に盛り、粗びきこしょうを振る。

セロリのマリネ

5分　作り置き OK!　冷蔵4日

食物繊維	糖質	たんぱく質
1.2 g	2.7 g	0.3 g

材料（2人分）

- セロリ…… 1本
- A
  - オリーブオイル…… 大さじ2
  - レモン汁…… 大さじ2
  - 酢…… 大さじ2
  - 砂糖…… 大さじ2
  - 塩…… 小さじ½

作り方

1. セロリは、茎は斜め薄切り、葉は千切りにする。
2. ボウルにAの調味料を入れて混ぜ、1を加えて混ぜ合わせる。

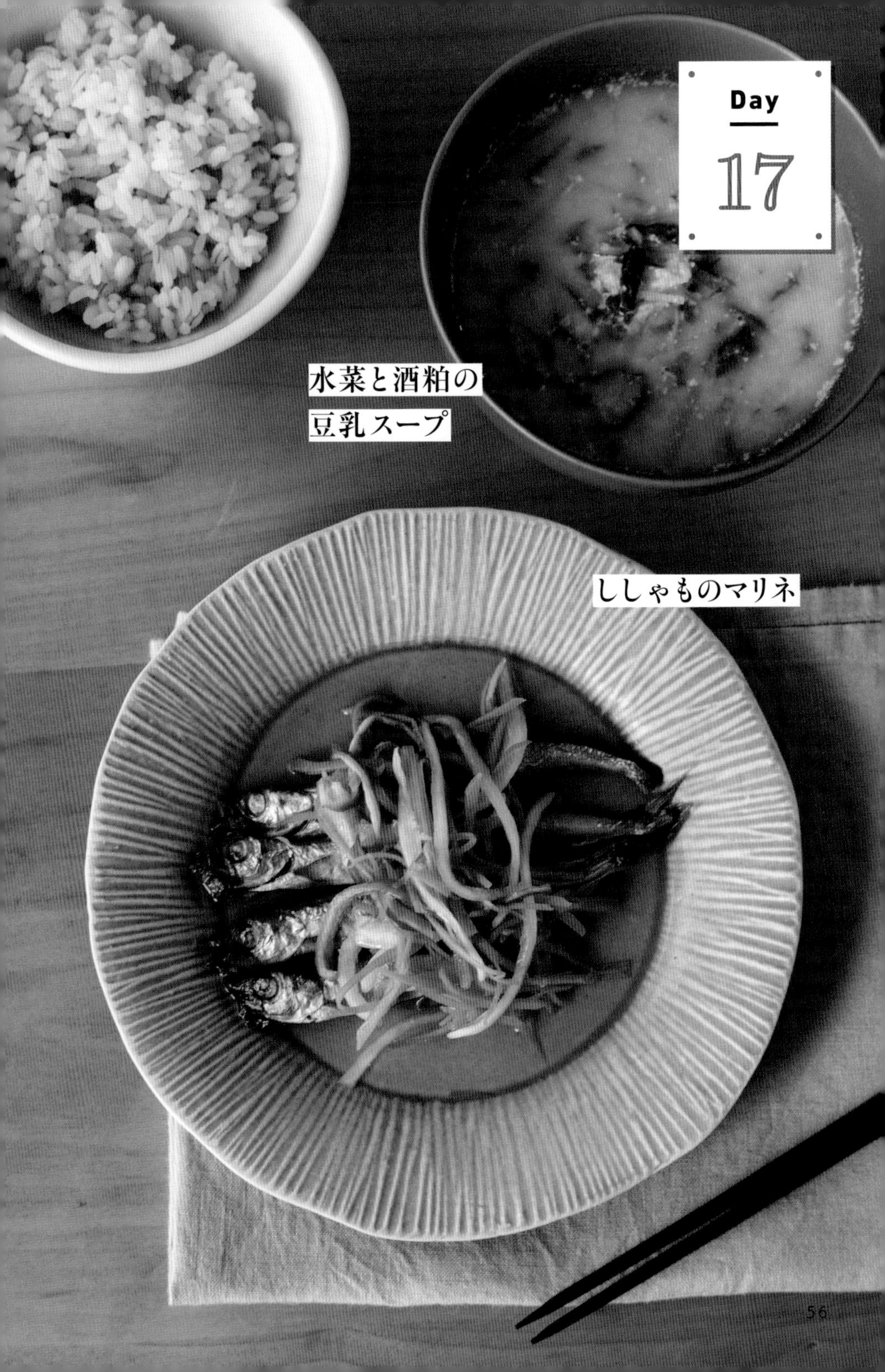

Day
17

水菜と酒粕の
豆乳スープ

ししゃものマリネ

ししゃもって焼くだけだと思っていませんか？　マリネにすると
おいしくしゃれた一品になります。酒粕と豆乳を合わせたスープは、ふくよかな味わい。
朝からじんわり幸せな気分に浸れます。

ししゃものマリネ　10分　作り置きOK!　冷蔵4日

食物繊維	糖質	たんぱく質
1.5g	4.9g	10.8g

材料（2人分）

- ししゃも……8尾
- 玉ねぎ……1/4玉
- にんじん……1/3本
- ピーマン……1個
- A 酢……大さじ3
- A 水……大さじ3
- A しょうゆ……大さじ1
- A 砂糖……大さじ1

作り方

1 ししゃもはグリルで焼く。玉ねぎは薄切り、にんじんは千切り、ピーマンは種とワタを取り細切りにする。
2 Aを混ぜ合わせ、1を浸す。

POINT

漬け置き時間なしでOK！
漬けたらすぐにおいしく食べられます。

水菜と酒粕の豆乳スープ　5分

食物繊維	糖質	たんぱく質
2.6g	4.8g	5.7g

材料（2人分）

- 水菜……1/2株
- 酒粕……20g
- 味噌……大さじ1
- 豆乳……100mL
- 水……200mL

作り方

1 水菜は根元を落とし3cm幅に切る。
2 鍋に水を入れて火にかけ、沸騰したら1を入れる。酒粕は煮汁で溶いて加える。
3 水菜が煮えたら豆乳を加えて一煮立ちさせ、味噌を溶き入れる。

もち麦ご飯　1杯分（100g）

食物繊維	糖質	たんぱく質
1.5g	32.4g	2.6g

ホイル焼きはグリルやオーブントースターを汚さずに調理できるので、
朝におすすめの調理法です。かぶと塩麹のスープはだしいらず。
ほのかな塩麹の味わいとかぶから出るだしで十分。かぶの葉で食物繊維もOK!

アスパラと鮭のホイル焼き　18分

食物繊維	糖質	たんぱく質
0.9 g	1.0 g	14.6 g

材料（1人分）

アスパラガス……2本
生鮭……1切れ
塩・こしょう……少々

作り方

1 アスパラは下側⅓の皮の硬い部分をピーラーでむき、半分に切る。
2 アルミホイルに鮭、1をのせて包み、魚焼きグリルかオーブントースターで10〜15分焼き、塩・こしょうを振る。

POINT

塩・こしょう以外にもポン酢、しょうゆ、味噌マヨネーズなど、お好きな味付けでどうぞ。
野菜はアスパラのほかいんげん、きのこ類、キャベツ、ピーマンなど、
冷蔵庫に余っている野菜も活用してください。

かぶの塩麹スープ　10分

食物繊維	糖質	たんぱく質
3.8 g	6.4 g	3.0 g

材料（2人分）

かぶ（大サイズ）……1個
塩麹……大さじ1½
水……300mL

作り方

1 かぶは根は8等分のくし切りに、葉は3cm幅に切る。
2 鍋にかぶの根と水を入れて中火にかけ、煮立ったら葉と塩麹を入れて5分ほど煮る。

もち麦ご飯　1杯分（100g）

食物繊維	糖質	たんぱく質
1.5 g	32.4 g	2.6 g

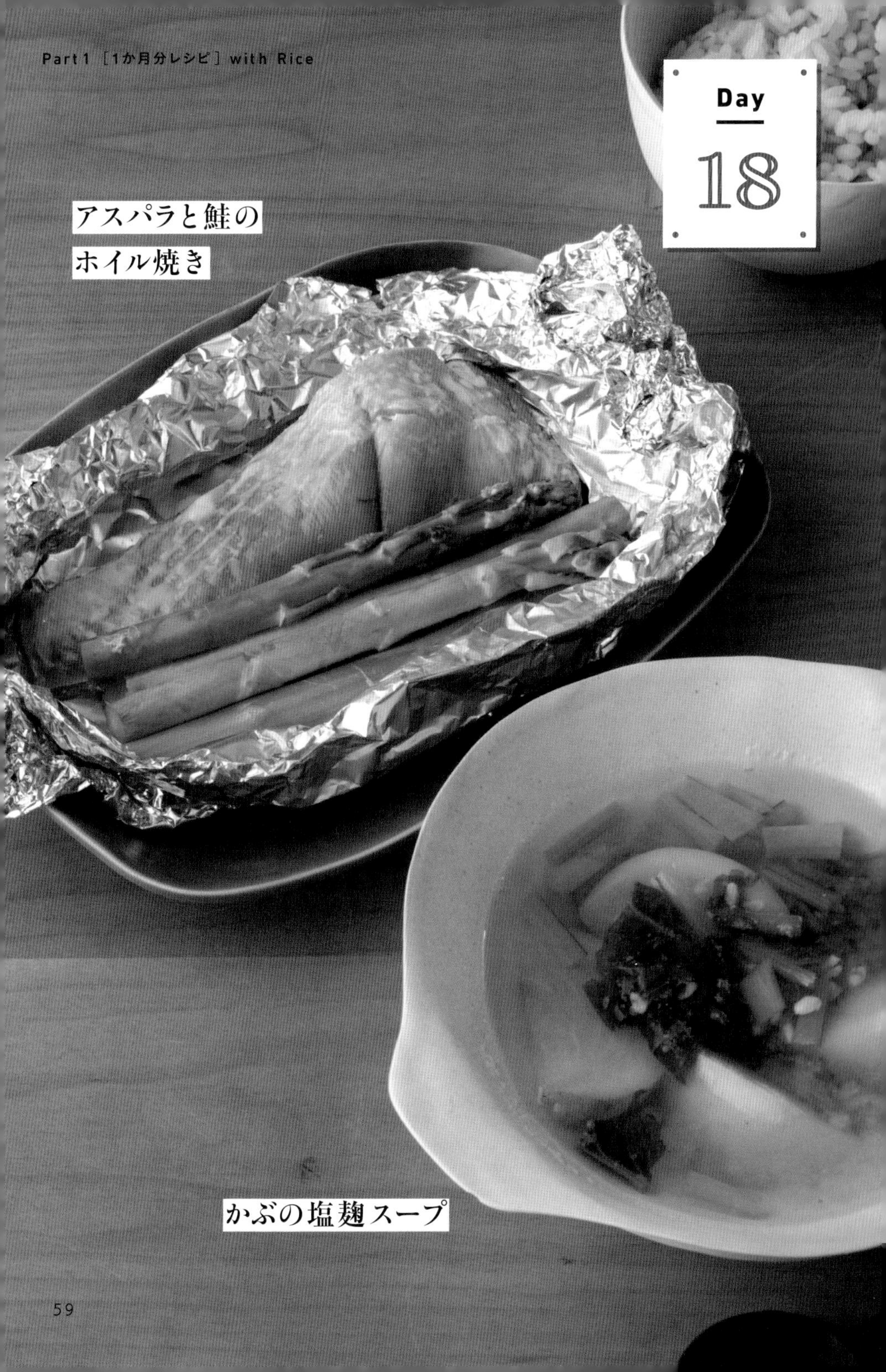

Day 18

アスパラと鮭の
ホイル焼き

かぶの塩麹スープ

Day

19

チーズと豆腐のスープ

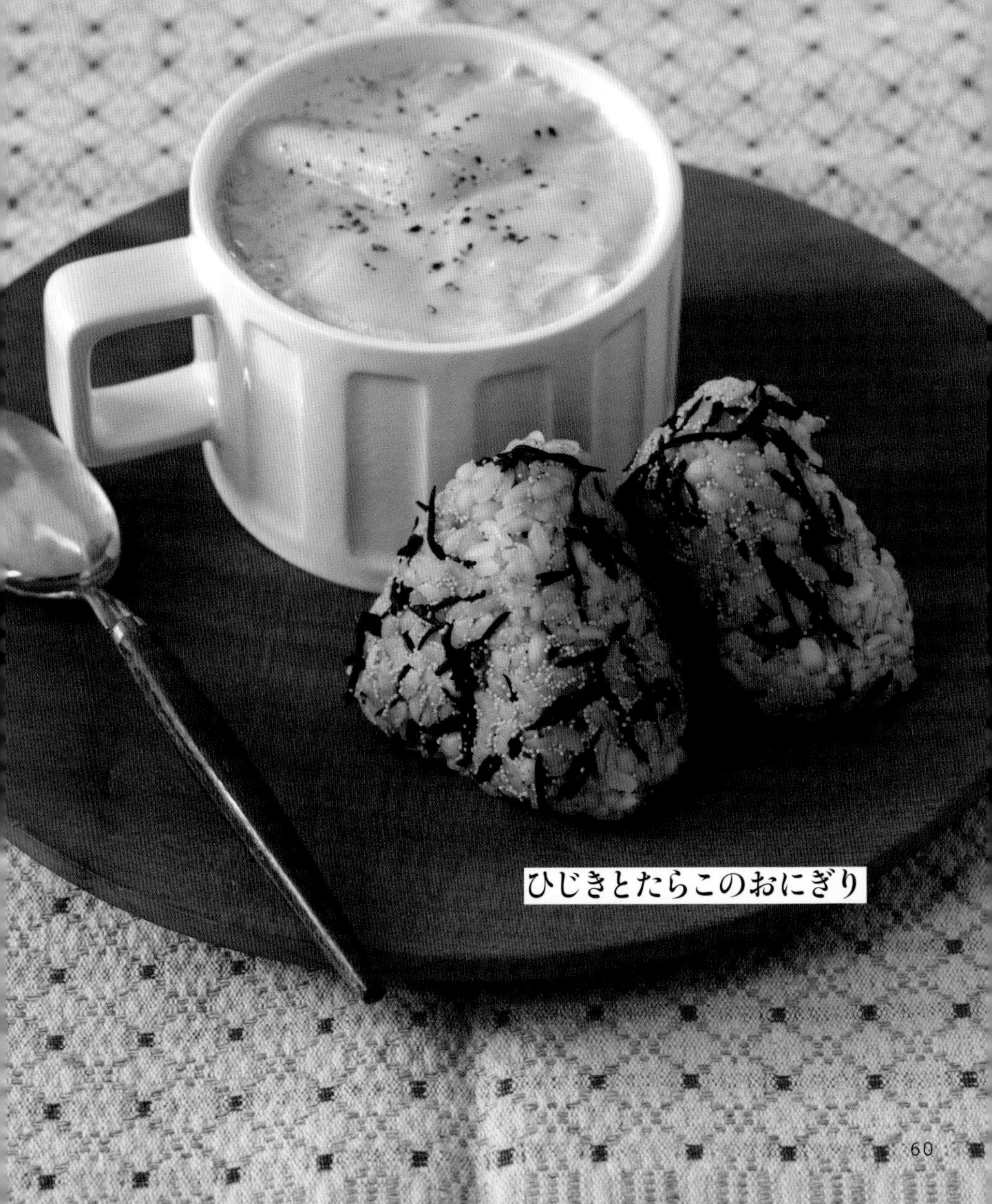

チーズが入ってこくのあるスープは、おにぎりとよく合います。
両方とも電子レンジだけで調理できるのがうれしいところ。
おにぎりにすることで、味わいも雰囲気も変わっていつもと違った朝食に。

チーズと豆腐のスープ 5分

食物繊維	糖質	たんぱく質
2.6g	8.5g	12.3g

材料(1人分)

- 絹ごし豆腐……$\frac{1}{3}$丁
- えのき……$\frac{1}{4}$株
- 豆乳……100mL
- めんつゆ(3倍濃縮)……大さじ2
- スライスチーズ(とろけるタイプ)……1枚
- 粗びきこしょう……少々

作り方

1. えのきは石づきを取り3等分に切ってほぐす。
2. 耐熱の器に絹ごし豆腐と1、豆乳、めんつゆを入れる。スライスチーズを豆腐の上にのせ、電子レンジで2分加熱する。
3. 粗びきこしょうを振る。

ひじきとたらこのおにぎり 10分

食物繊維	糖質	たんぱく質
3.1g	41.4g	7.1g

材料(1人分)

- もち麦ご飯(P76参照)……120g
- 乾燥ひじき……大さじ1
- たらこ……$\frac{1}{2}$本
- めんつゆ(3倍濃縮)……大さじ$\frac{1}{2}$
- 酒……大さじ$\frac{1}{2}$
- 白いりごま……適量

作り方

1. ひじきは水で戻す。たらこは皮を除く。
2. 耐熱容器に1、めんつゆ、酒を入れて軽く混ぜ、ラップをかけずに電子レンジで1分半加熱する。
3. 温かいご飯に2と白いりごまを混ぜ、おにぎりにする。

POINT

ひじきはドライパックや缶詰など、水戻しせずに使えるタイプもあります。
時短したい方はそちらもぜひ! 2を作り置きしておくのもいいですよ。
おにぎりではなくご飯の上にのせるだけでも。

ビタミンBとたんぱく質が豊富な豚肉もしゃぶしゃぶ用を使うと、
手軽に朝食に取り入れられます。豆苗は食物繊維が多く含まれ、火の通りも早く、
煮物に汁物にどんどん使ってほしい食材です。そのうえリーズナブル！

豚しゃぶと豆苗のさっと煮

10分　作り置き OK!　冷蔵3日

食物繊維	糖質	たんぱく質
2.2 g	12.2 g	14.6 g

材料（1人分）

豚肉（しゃぶしゃぶ用）……50g
豆苗……½パック
A しょうゆ……大さじ½
A みりん……大さじ½
A 砂糖……大さじ½
A だし汁……200mL

作り方

1 豆苗は根元を切り落として半分に切る。
2 鍋にAを入れて火にかけ煮立ったら、豚肉をほぐしながら加える。肉に火が通ったら1を加えてさっと煮て、火から下ろす。

POINT

一人用の土鍋などで作ると、そのまま食卓に出して食べられるので便利です。

えのきの梅塩昆布あえ

7分　作り置き OK!　冷蔵4日

食物繊維	糖質	たんぱく質
3.2 g	3.7 g	2.2 g

材料（3人分）

えのき……1株
梅干し……1個
みりん……小さじ1
塩昆布……大さじ1杯分

作り方

1 えのきは石づきを取り、半分に切ってほぐす。梅干しは種を取り包丁でたたく。
2 耐熱容器に1を入れ、ラップをして電子レンジで3分加熱する。
3 2に、1、みりん、塩昆布を加えて混ぜる。

もち麦ご飯　1杯分（100g）

食物繊維	糖質	たんぱく質
1.5 g	32.4 g	2.6 g

Day 20

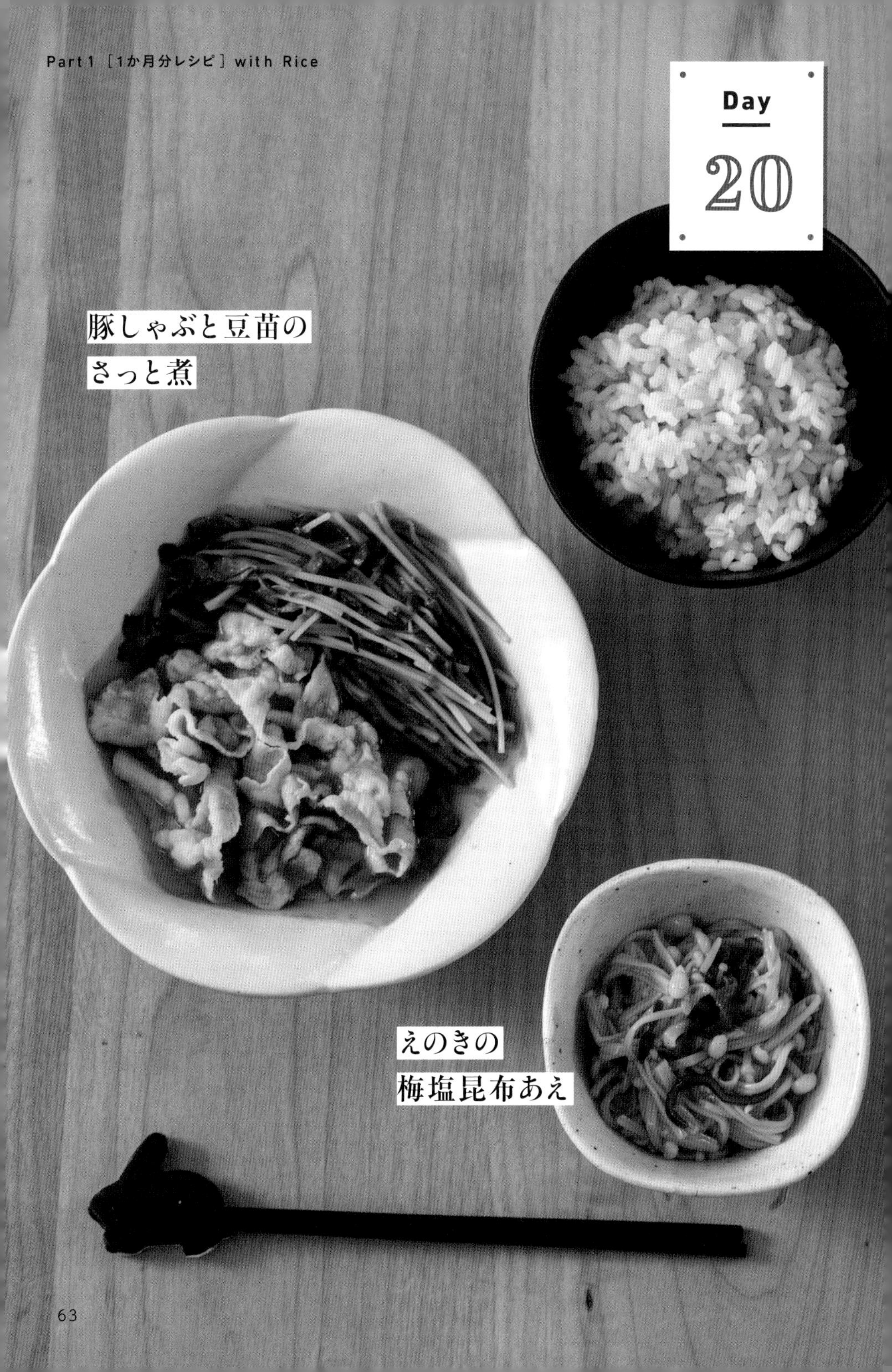

豚しゃぶと豆苗のさっと煮

えのきの梅塩昆布あえ

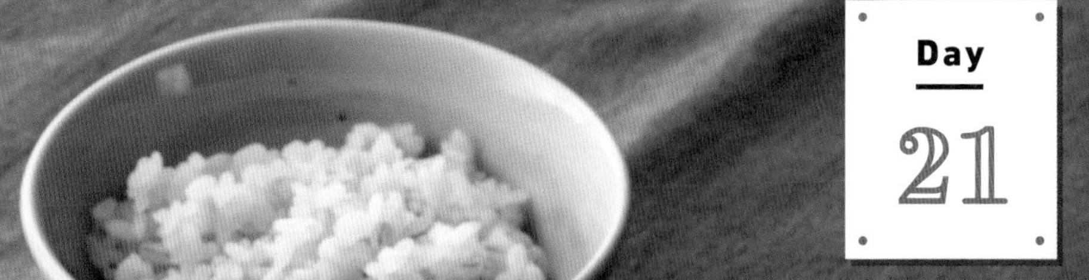

Day
21

レタスのごま味噌汁

たらといんげんの
レンジ蒸し

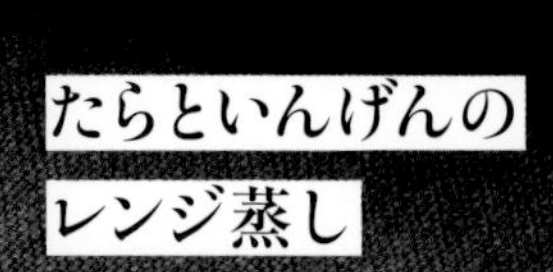

魚の蒸し料理は電子レンジにお任せ。いんげんをたっぷり添えて
食物繊維をしっかり補いましょう。味噌汁は即席の要領で、
具に熱湯を注ぐだけでOK! レタスのシャキシャキ感が楽しめます。

たらといんげんのレンジ蒸し　5分

食物繊維	糖質	たんぱく質
1.5 g	2.6 g	11.9 g

材料（1人分）

たら……1切れ
いんげん……5〜6本
酒……小さじ1
ポン酢しょうゆ……適量

作り方

1 いんげんはすじとヘタを取る。
2 耐熱皿にたらと1をのせ、たらに酒を振る。ラップをかけて電子レンジで2分30秒加熱する。
3 食べる時にポン酢しょうゆをかける。

レタスのごま味噌汁　5分

食物繊維	糖質	たんぱく質
2.0 g	1.5 g	2.2 g

材料（1人分）

レタス……葉1枚
のり……1枚
A 白すりごま……小さじ1
A 味噌……小さじ1
A 和風だしの素……小さじ½
熱湯……150mL

作り方

1 Aを汁椀に入れ、レタスとのりを手でちぎって入れる。
2 熱湯を注ぎ入れて混ぜる。

もち麦ご飯　1杯分（100g）

食物繊維	糖質	たんぱく質
1.5 g	32.4 g	2.6 g

Day

22

さば缶とキャベツの
レンジ蒸し

ごぼうのピリ辛漬け

キャベツなどの葉野菜はサラダよりも、熱を加えた調理法のほうが
無理なくたくさん食べられます。ごぼうのピリ辛漬けは作り置きに最適。
常備菜にしておけば、たった5分ほどで朝ごはんが完成です！

さば缶とキャベツのレンジ蒸し　5分

食物繊維	糖質	たんぱく質
1.8 g	5.4 g	13.3 g

材料（1人分）

さば水煮缶……………………… ½缶
キャベツ（大きめの葉）………1〜2枚
レモン汁……………………… 大さじ1
しょうゆ……………………………適量
粗びきこしょう……………………適量

作り方

1 キャベツはざく切りにして耐熱容器に入れ、汁けを切ったさば缶をキャベツの上にのせる。レモン汁をかけ、ふんわりラップをかぶせて電子レンジで3分加熱する。
2 ラップを外し、しょうゆを回しかけ、粗びきこしょうを振る。

ごぼうのピリ辛漬け　10分（漬け時間は除く）

作り置き OK!　冷蔵5日

食物繊維	糖質	たんぱく質
2.1 g	5.4 g	0.9 g

材料（1人分）

ごぼう……………………………… 1本

A
- しょうゆ………………… 大さじ2
- 砂糖……………………… 大さじ2
- 酢………………………… 大さじ2
- 鷹の爪（輪切り）……… 小さじ1

作り方

1 ごぼうはたわしで洗い、5cm幅に切り、縦に4つ割にする。鍋で3分ゆでてザルに上げ、水けを切る。
2 小鍋にAを入れて火にかけ、煮立ったら火から下ろす。
3 ポリ袋に1と2を入れて空気を抜き、1時間以上おく。

POINT

漬け置き時間がかかるので、あらかじめ作り置きとして常備するか、
前日夜に仕込むといいでしょう。

もち麦ご飯　1杯分（100g）

食物繊維	糖質	たんぱく質
1.5 g	32.4 g	2.6 g

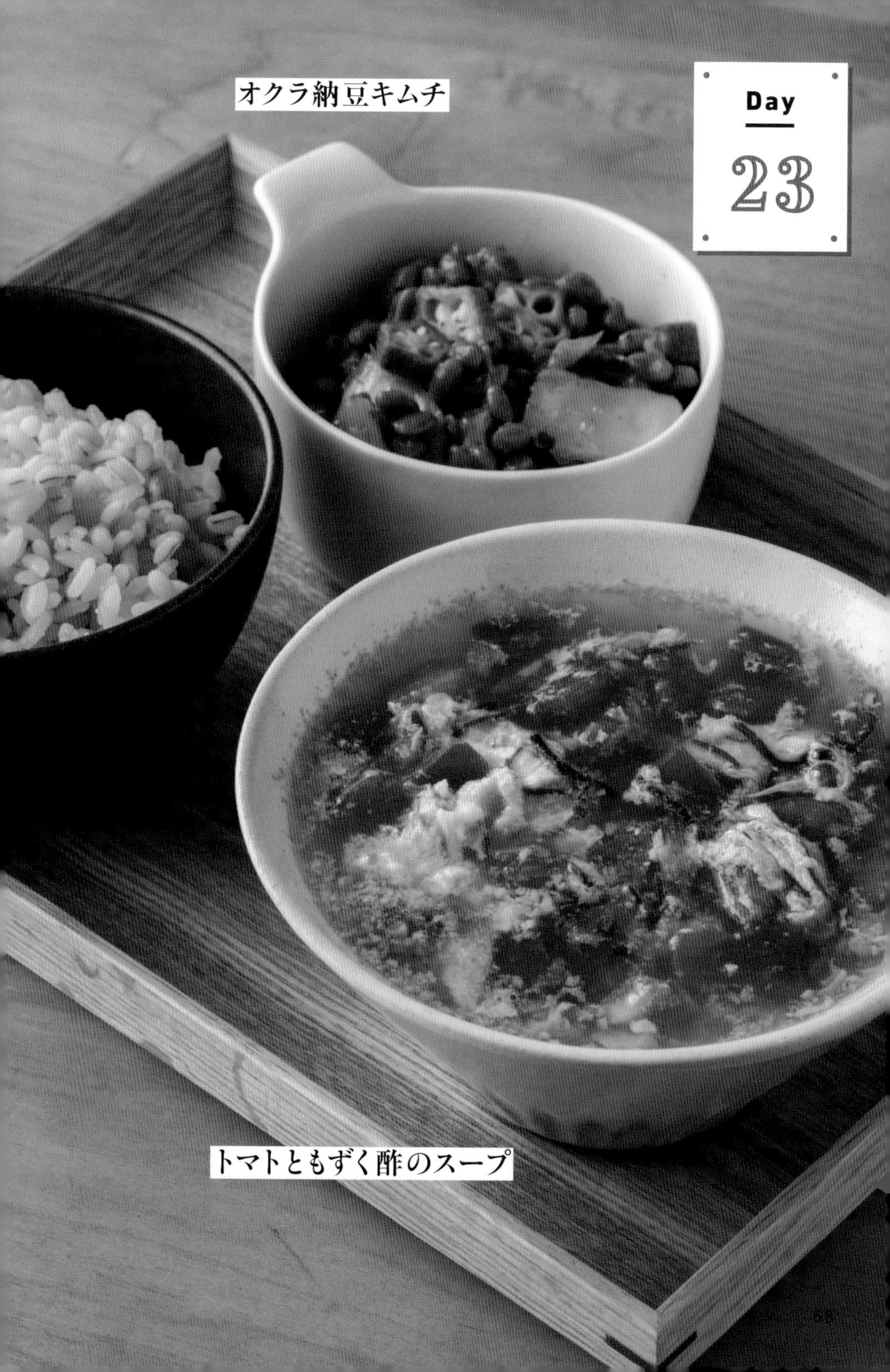

オクラ納豆キムチ

Day

23

トマトともずく酢のスープ

味がついているもずく酢は、簡単にスープに変身します。

納豆とキムチのダブルの発酵パワーにオクラが加わって、朝の腸活は万全！

免疫力が上がり、善玉菌も生き生きと活動することでしょう。

トマトともずく酢のスープ　5分

食物繊維	糖質	たんぱく質
0.8 g	1.9 g	5.9 g

材料（2人分）

- トマト……1個
- もずく酢……1パック（50～60g）
- 卵……1個
- かつお節……5g
- しょうゆ……小さじ1
- 水……250mL

作り方

1 トマトは1cmの角切りにする。

2 鍋に水を入れて火にかけ、沸騰したら1ともずく酢を入れて一煮立ちさせる。

3 かつお節としょうゆを入れ、溶き卵を加え混ぜる。

オクラ納豆キムチ　5分

食物繊維	糖質	たんぱく質
5.0 g	4.3 g	9.4 g

材料（1人分）

- オクラ……2本
- キムチ……30g
- 納豆……1パック

作り方

1 オクラはガクを取り塩を振って板ずりし、熱湯で1分ほどゆでて薄切りにする。

2 1、納豆、キムチを混ぜ合わせる。

POINT

オクラはゆでたものを作り置きしておくか、
市販されている冷凍の刻みオクラを使っても◎。

もち麦ご飯　1杯分（100g）

食物繊維	糖質	たんぱく質
1.5 g	32.4 g	2.6 g

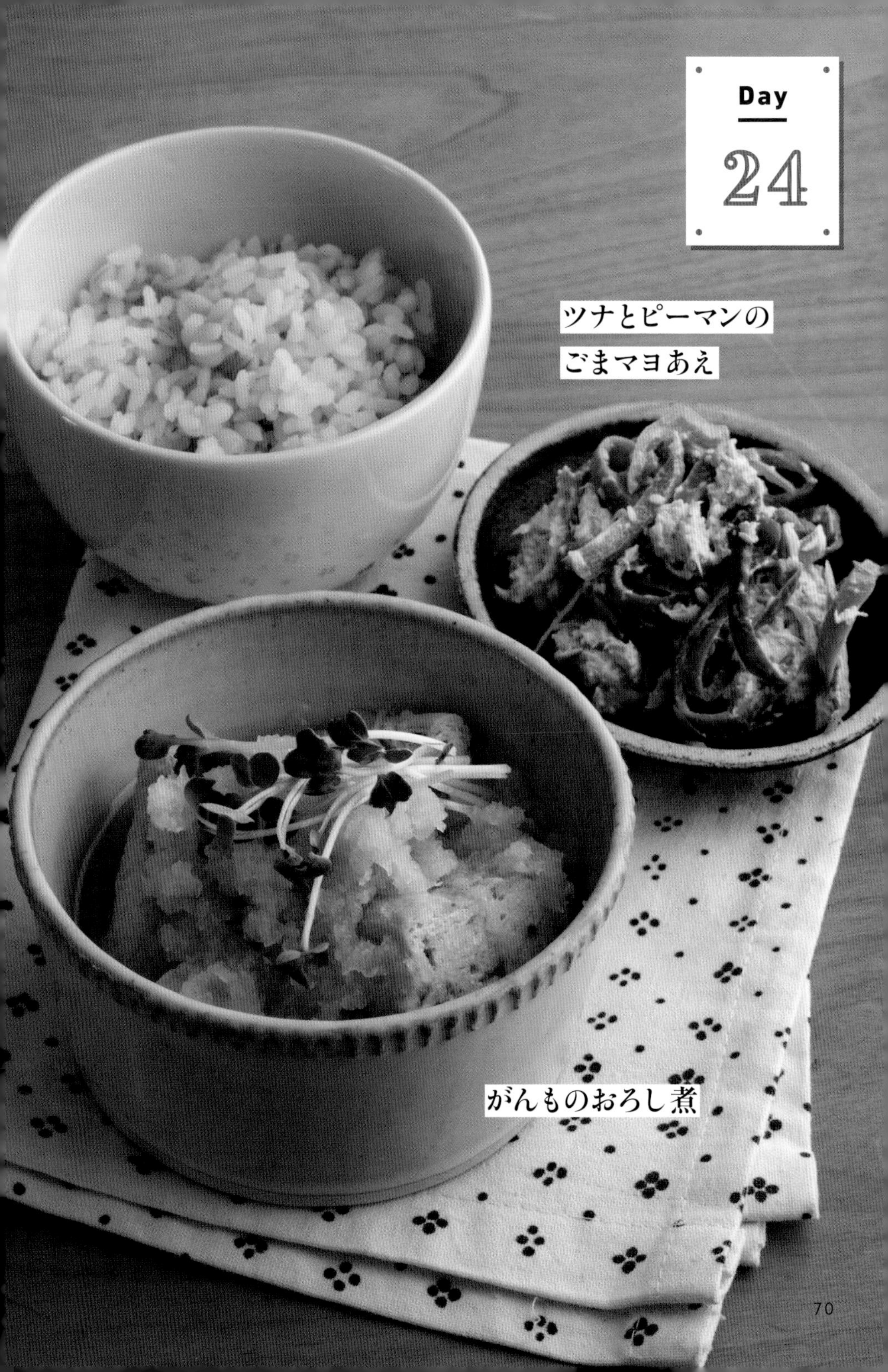

Day

24

ツナとピーマンの
ごまマヨあえ

がんものおろし煮

ひじきやにんじんなどの具材を含んでいるがんもどきも
朝にぜひ活用してほしい食材です。あっさりしたおろし煮には
こってりめの副菜で、味のバランスもバッチリです。

がんものおろし煮

15分　作り置き OK! 冷蔵3日

食物繊維	糖質	たんぱく質
2.5 g	7.7 g	9.5 g

材料（2人分）

- がんもどき（中サイズ）……2個
- 大根……¼本
- A
  - だし汁……1カップ
  - しょうゆ……大さじ1
  - みりん……大さじ1
- 貝割れ大根……適量

作り方

1. がんもどきは熱湯をかけて油抜きし、4等分に切る。大根はすりおろして水けを切る。
2. 鍋にAを入れて火にかけ、煮立ったらがんもどきを入れ、落とし蓋をして弱火で10分ほど煮る。落とし蓋を取り、大根おろしを加えて一煮立ちさせる。
3. 器に盛り、貝割れ大根をのせる。

ツナとピーマンのごまマヨあえ

5分

食物繊維	糖質	たんぱく質
2.0 g	2.7 g	4.2 g

材料（2人分）

- ピーマン……4個
- ツナ缶……½缶
- A
  - 白すりごま……大さじ1
  - マヨネーズ……大さじ1
  - しょうゆ……小さじ1

作り方

1. ピーマンは半分に切って種とワタを取り、細切りにする。耐熱容器に入れてラップをかけ電子レンジで2分加熱する。
2. 汁けを切ったツナ缶とAを混ぜ合わせ、1を加えて混ぜる。

もち麦ご飯　1杯分（100g）

食物繊維	糖質	たんぱく質
1.5 g	32.4 g	2.6 g

食物繊維が多いごぼうは、食べやすいサラダにすれば朝のいいお供になります。
ごぼうの皮には抗酸化作用のある「ポリフェノール」が多く含まれているので、
皮はむかずにたわしで泥を落とす程度で、アクを抜きもしすぎないようにしましょう。

高野豆腐の卵とじ　15分

食物繊維	糖質	たんぱく質
0.9 g	7.2 g	12.5 g

材料（2人分）

高野豆腐（一口サイズ／湯戻し不要タイプ）……12個
いんげん……4本
卵……1個
A
- だし汁……2カップ
- しょうゆ……大さじ1
- みりん……大さじ1
- 砂糖……大さじ½

作り方

1 いんげんはすじとヘタを取り、4等分の長さに切る。
2 鍋にAを入れて火にかけ、煮立ったら高野豆腐を入れ、落とし蓋をして中火で7分ほど煮る。
3 いんげんを加えてさらに3分ほど煮る。
4 溶きほぐした卵を回し入れる。半熟状に固まったら火を止める。

ごぼうサラダ　10分　作り置きOK!　冷蔵4日

食物繊維	糖質	たんぱく質
3.3 g	8.9 g	1.5 g

材料（3人分）

ごぼう……1本
にんじん……⅓本
A
- しょうゆ……小さじ2
- 砂糖……小さじ2
- 酢……小さじ1

マヨネーズ……大さじ3
一味唐辛子（お好みで）……適宜

作り方

1 ごぼうはたわしで皮をこすって洗い、細切りにし、水に軽くさらす。※スライサーを使ってもOK!
にんじんは細切りにする。
Aの調味料は混ぜ合わせておく。
2 熱湯でごぼうとにんじんを2分ほどゆで、水けを切ってボウルに上げる。
3 熱いうちに、合わせておいた調味料を加えて混ぜる。
4 冷めてからマヨネーズを加えて混ぜ、器に盛り、お好みで一味唐辛子を振る

もち麦ご飯　1杯分（100g）

食物繊維	糖質	たんぱく質
1.5 g	32.4 g	2.6 g

Day
25

ごぼうサラダ

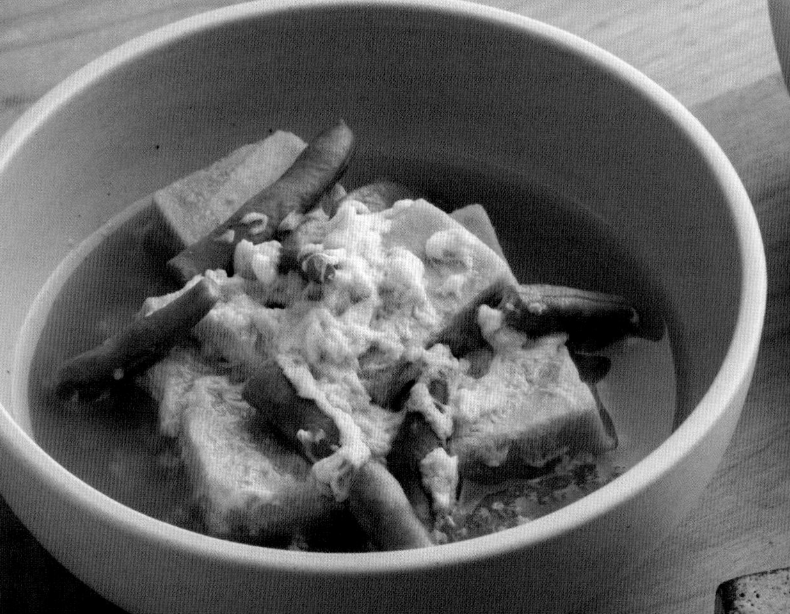

高野豆腐の卵とじ

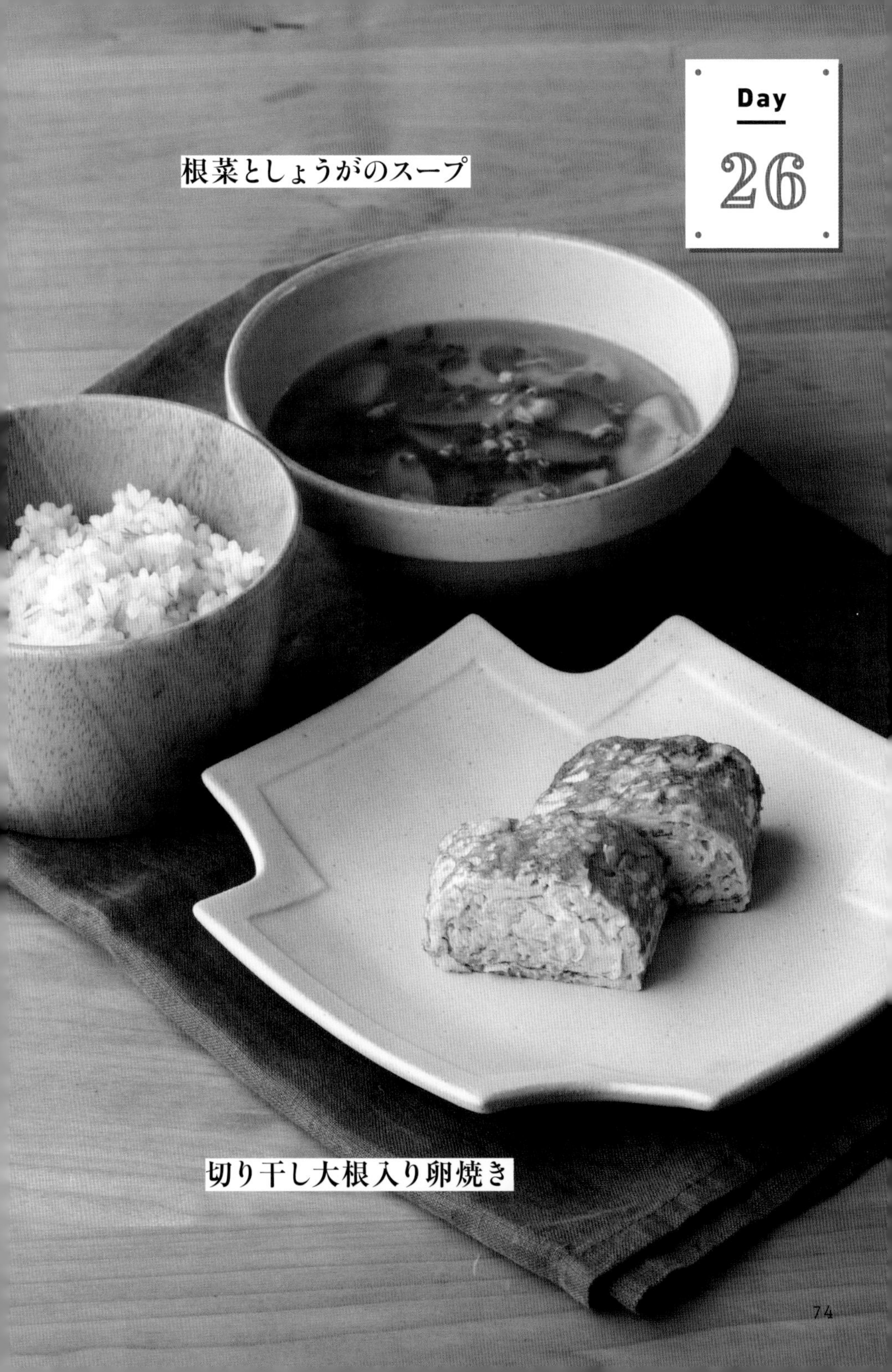

Day

26

根菜としょうがのスープ

切り干し大根入り卵焼き

れんこんは不溶性と水溶性、両方の食物繊維を含んでいます。
その量はれんこんの部位により異なり、クリーム色で細長い形の先端は量が多く、
白色で丸く小さい一節目は量が少ないといわれています。
買う時は先端を選ぶようにしましょう。

切り干し大根入り卵焼き　5分

食物繊維	糖質	たんぱく質
1.6 g	4.2 g	10.1 g

材料（2人分）

- 卵……3個
- 切り干し大根……15g
- 水……大さじ2
- 白だし……小さじ2
- サラダ油……適量

作り方

1 切り干し大根を水（分量外）に1分ほど浸して4cmの長さに切る。
2 卵を溶きほぐし、1、水、白だしを加えて混ぜる。
3 卵焼き用フライパンにサラダ油を入れて熱し、卵焼きを作る要領で焼く。

根菜としょうがのスープ　10分

食物繊維	糖質	たんぱく質
2.1 g	6.9 g	1.4 g

材料（2人分）

- れんこん……50g
- ごぼう……50g
- しょうが……1かけ
- 中華スープの素……小さじ1
- しょうゆ……小さじ½
- ごま油……小さじ1
- 小ねぎ……適量
- 水……300mL

作り方

1 ごぼうは皮をたわしでこすって洗い、斜め薄切りにする。れんこんは薄いいちょう切りにする。しょうがは千切りにする。
2 鍋にごま油を入れて熱し、1を入れて炒める。全体に油がなじんだら、水と中華スープの素を加え、弱火で5分ほど煮て、仕上げにしょうゆを加える。
3 器に盛り、小口切りにした小ねぎを散らす。

もち麦ご飯　1杯分（100g）

食物繊維	糖質	たんぱく質
1.5 g	32.4 g	2.6 g

いいことずくめのもち麦ご飯を炊きましょう

朝ごはんの主食には、もち麦ご飯をすすめています。食物繊維が多く含まれているので、「痩せる朝ごはん」には最適です。

もち麦は大麦の一種で、食物繊維を豊富に含んでいます。なんとその量は白米の約25倍。食物繊維には「不溶性」「水溶性」の2種類ありますが、もち麦は水溶性食物繊維を特に多く含んでいるのが特徴です。

もち麦に含まれる水溶性食物繊維は、糖質の吸収をゆるやかにして食後の血糖値の上昇を抑えたり、腸内環境を整えるのに役立ちます。

もち麦はもちもちとしたおいしさも魅力の一つ。しっかり噛むことにもつながり、満腹感を得られやすいです。クセもないので、いろいろな料理に合わせやすいのもうれしいところ。

主食にはもちろん、ゆでもち麦をスープや煮物に加えたり、サラダのトッピングにしたり、とても便利です。

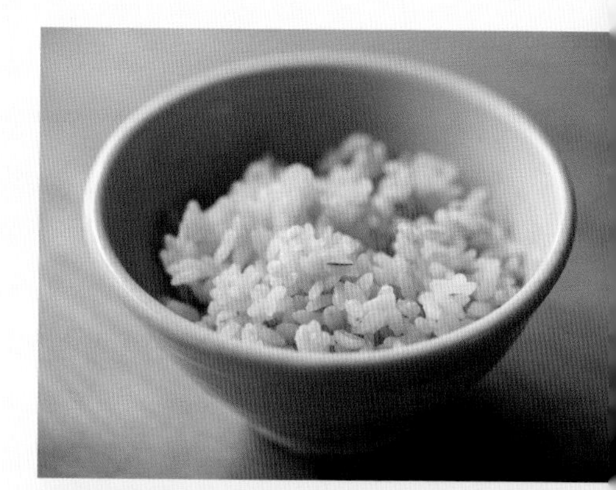

もち麦ご飯の炊き方

もち麦は、米ともち麦2：1の割合で炊くのがおすすめです。炊き方は普通のお米を炊く時と一緒です。冷凍したり、炊いたあとすぐ食べない時は、吸水時間（炊く前の水に浸す時間）を多くとると時間がたってもおいしいです。土鍋で炊くとふっくら仕上がりおすすめです。

ゆでて使う場合

もち麦はサラダやスープのトッピングとしても使うことができます。その場合はゆでもち麦がおすすめ。ゆでもち麦は市販でも売られていますが、簡単にできますので、ぜひトライしてみてください。

1 鍋に1リットルの湯を沸かす。½カップのもち麦を加え、20分ゆでる。

2 ざるに上げ、水で洗ってぬめりを落とし、水けを切る。

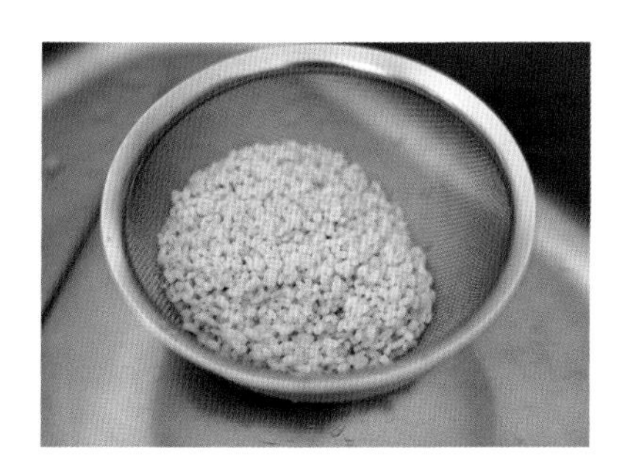

●保存する場合

小分けにしてラップに包み、ジッパー袋に入れて冷凍庫で保存する。

ゆでると3倍ほどになります。使う時は冷蔵庫で自然解凍か、レンジで解凍してください。冷凍で2～3週間ほどが保存の目安です。

●土鍋での炊き方（3合分）

1 米2合を洗って水けを切る。

※もち麦は洗わなくてもいいですが、メーカーによって洗うタイプもあるのでチェックしてください

2 土鍋に米、もち麦1合と、水3カップを入れ、30分浸水させる。

3 中火で10分ほど、ふつふつと沸いてくるまで加熱する。

※フタを閉めたままだとよくわからなかったら、開けて確認しても大丈夫です

4 ふつふつ沸いたら弱火にして10分加熱し、火を止め10分蒸らす。

※土鍋によって時間は多少異なるのですが、一般的にはこの時間が目安となります

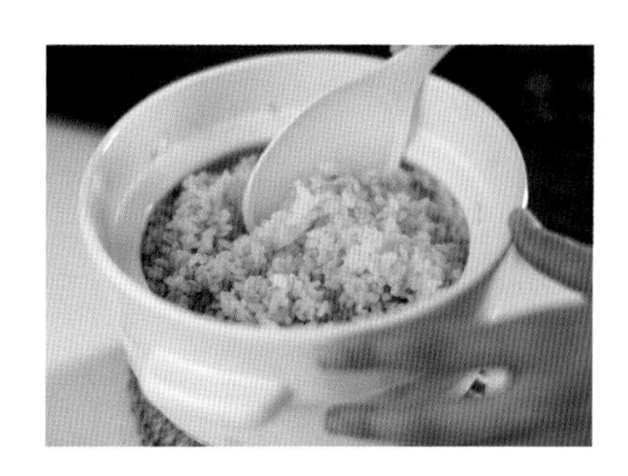

●炊飯器での炊き方（3合分）

1 米2合を洗って水気を切る。

2 炊飯器に米ともち麦1合を入れ、3合のメモリまで水を入れる。30分浸水させてから炊飯する。

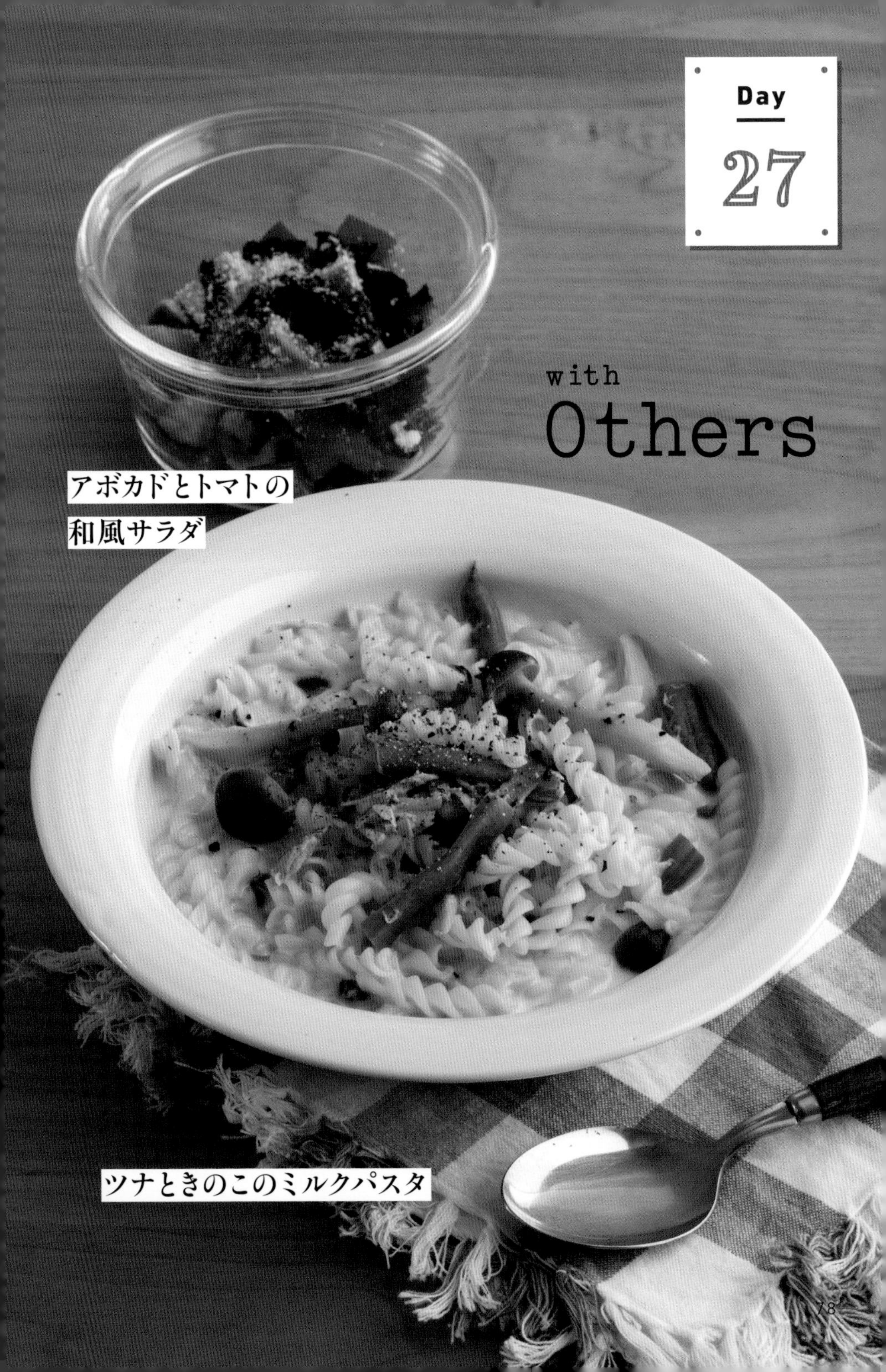

Day
27

with
Others

アボカドとトマトの
和風サラダ

ツナときのこのミルクパスタ

ショートパスタは別ゆでしないでそのまま使えば、スープの具材にもなります。

サラダはアボカドがオイルを含んでいるから、ノンオイルでも十分！

チーズとのりという異色のトッピングも、想像以上にいけます。

ツナときのこのミルクパスタ　10分

食物繊維	糖質	たんぱく質
3.2 g	**42.7** g	**16.2** g

材料（1人分）

- ツナ缶……1/2缶
- しめじ……1/4株
- いんげん……4本
- 水……1カップ
- 牛乳……100mL
- ショートパスタ……50g
- コンソメ（顆粒）……小さじ1
- 塩・こしょう……少々

作り方

1. しめじは石づきを取ってほぐす。いんげんはすじとヘタを取って4等分に切る。
2. 小鍋に水を入れて火にかけ沸騰したら、1、汁けを切ったツナ缶、コンソメ、ショートパスタを加えてパスタの表示時間分煮る。
3. 牛乳を加えて一煮立ちさせ、塩・こしょうで味を調える。

アボカドとトマトの和風のサラダ 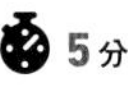

食物繊維	糖質	たんぱく質
3.7 g	**4.8** g	**3.6** g

材料（1人分）

- アボカド……1/4個
- トマト……1/2個
- のり……1枚
- しょうゆ……小さじ1
- 粉チーズ……適量

作り方

1. アボカドは包丁を縦にぐるりと入れて半分に割り、皮をむいて種を取って2cm角に切る。トマトも同様の大きさに切る。
2. ボウルに1、しょうゆ、ちぎったのりを入れて混ぜ、粉チーズを振る。

糖質が多くなりがちなフレンチトーストは、パンを高野豆腐に替えることで、
高たんぱくな一品に。高野豆腐は万能で、主食にもなるのです。
滋味深い根菜の豆乳味噌スープで、食物繊維もしっかり補えます。

高野豆腐のフレンチトースト 

食物繊維	糖質	たんぱく質
0.3 g	14.3 g	14.6 g

材料（2人分）

高野豆腐（一口サイズ／湯戻し不要タイプ）……10個
卵……1個
牛乳……100mL
砂糖……大さじ1
バター……10g

作り方

1 ボウルに卵を割り入れて溶きほぐし、牛乳、砂糖を加えて混ぜる。バットに注ぎ高野豆腐を浸して10分ほど置き、て卵液を染み込ませる。
2 フライパンにバターを入れ弱めの中火にかけ、バターが溶けたら1を並べ入れ、両面に焼き色がつくまで焼く。

根菜の豆乳味噌スープ  15分

食物繊維	糖質	たんぱく質
5.2 g	15.4 g	5.4 g

材料（2人分）

れんこん……100g
ごぼう……½本
にんじん……⅓本
豆乳……100mL
水……200mL
味噌……大さじ1
鶏がらスープの素……小さじ1
サラダ油……適量

作り方

1 れんこんとにんじんはいちょう切りにする。ごぼうはたわしでこすって洗い、斜め薄切りにする。
2 鍋にサラダ油を熱し、1を入れて中火で炒める。水を加えて10分ほど煮る。
3 豆乳を加えて一煮立ちさせ、鶏がらスープの素を加え、味噌を溶き入れる。

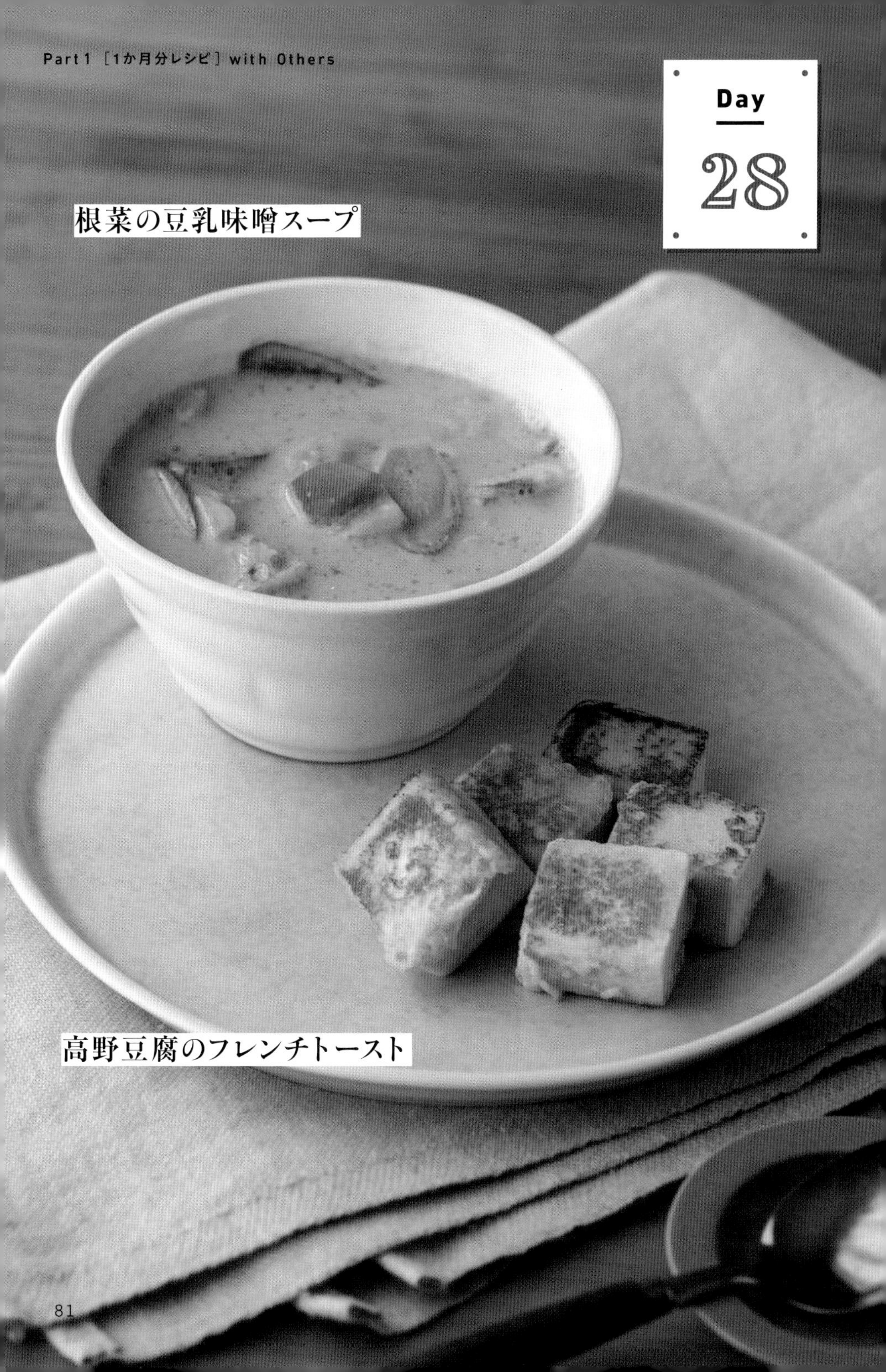

Day 28

根菜の豆乳味噌スープ

高野豆腐のフレンチトースト

Day 29

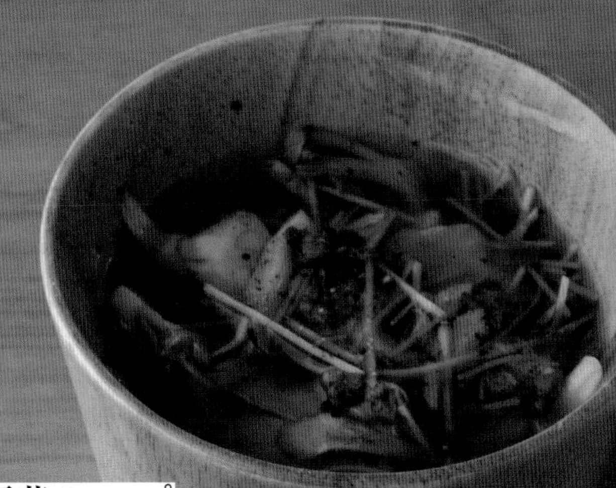

ツナと豆苗のスープ

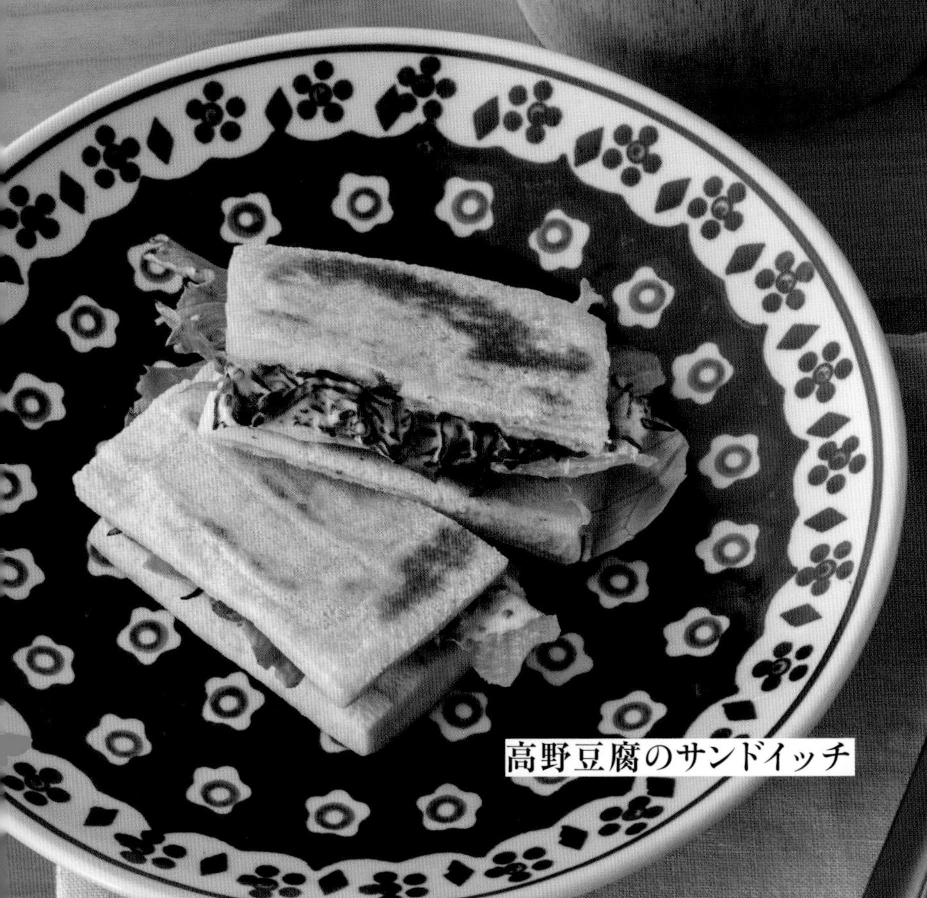

高野豆腐のサンドイッチ

サクサクした食感がいい高野豆腐のサンドイッチ、ひじきとの相性もバッチリ。
高野豆腐とひじきという、栄養価が高くしかも保存が利く食材は
料理のバリエーションを増やしておくと心強い味方となってくれるでしょう。

高野豆腐のサンドイッチ  10分

食物繊維	糖質	たんぱく質
2.3 g	2.7 g	9.3 g

材料（1人分）

高野豆腐（湯戻し不要タイプ）……1枚
レタス……適量
乾燥ひじき……大さじ1
A マヨネーズ……大さじ2
A 粒マスタード……小さじ1
A 塩・こしょう……少々
サラダ油……適量

作り方

1 高野豆腐は水で戻す。ぎゅっと水けを絞り、2枚にスライスする。ひじきは水で戻してザルに上げ、キッチンペーパーで水けをしっかり取る。
2 サラダ油をひいたフライパンに高野豆腐を並べ入れて、両面をカリッとするまで焼く。
3 ボウルにひじき、Aを入れ、混ぜる。
4 焼けた高野豆腐の1枚にレタスと3をのせ、もう1枚の高野豆腐をのせてサンドにする。

POINT

高野豆腐は湯戻し不要タイプを使うと、水で戻せるうえ、時短になります。
具材はひじきやレタス以外にもハムやゆで卵などお好きなものでアレンジしてみてください。

ツナと豆苗のスープ 5分

食物繊維	糖質	たんぱく質
2.7 g	3.3 g	4.3 g

材料（1人分）

ツナ缶（ノンオイル）……½缶
豆苗……50g
まいたけ……30g
コンソメ（顆粒）……小さじ⅓
水……150mL
粗びきこしょう……少々

作り方

1 豆苗は根を落とし、⅓の長さに切る。まいたけはほぐす。
2 小鍋に水を入れて中火にかけ沸いたら、コンソメ、まいたけ、汁けを切ったツナ缶を入れて1分ほど煮る。
3 豆苗を加えてさっと混ぜ器に盛り、粗びきこしょうを振る。

POINT

豆苗の代わりに、にら、レタス、ルッコラ、三つ葉なども◎。

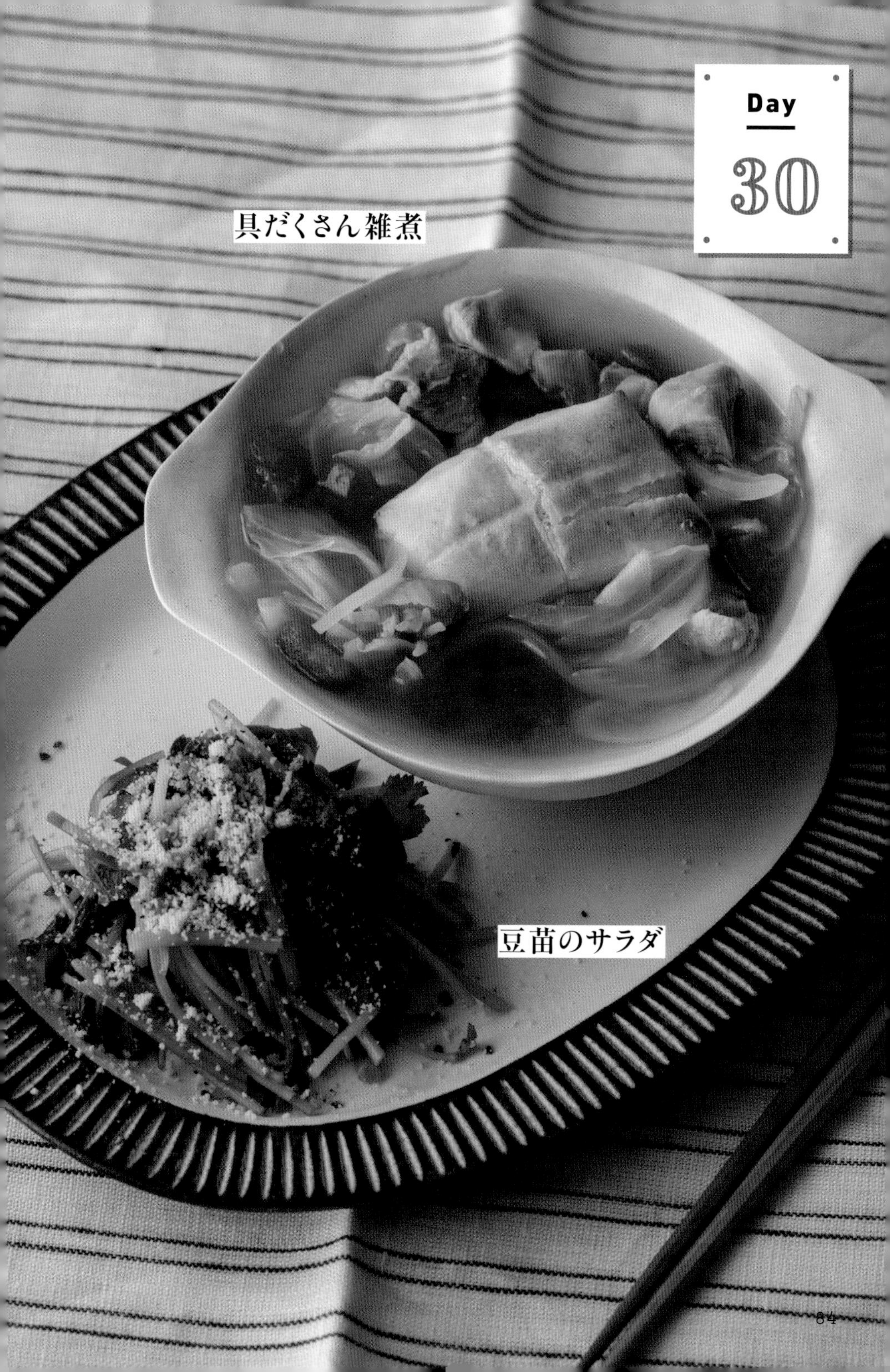
Day
30
具だくさん雑煮
豆苗のサラダ

お餅は正月だけ、というのはもったいない。でんぷん成分「アミロペクチン」は
消化吸収がよく、脳を素早く活性化してくれます。
切り餅1個（ご飯½杯）でお腹が満たされるので、朝から元気をくれること間違いなしです。

具だくさん雑煮　15分

食物繊維	糖質	たんぱく質
3.9 g	36.6 g	15.0 g

材料（1人分）

- キャベツ……葉2枚
- トマト……½個
- 玉ねぎ……¼玉
- 鶏もも肉……¼枚
- 餅……2個
- コンソメ（固形）……½個
- 水……150mL

作り方

1. キャベツは5cm四方の大きさに切る。トマトは2cmの角切りにする。玉ねぎは薄切りにする。鶏もも肉は小さめの一口大に切る。餅はオーブントースターで焼く。
2. 鍋に水を入れて火にかけ、沸いたら鶏もも肉、キャベツ、玉ねぎ、コンソメを入れ、蓋をして野菜がやわらかくなるまで5分ほど煮る。
3. トマトと餅を入れてさっと煮る。

豆苗のサラダ　5分

食物繊維	糖質	たんぱく質
3.2 g	0.7 g	3.2 g

材料（1人分）

- 豆苗……½パック
- オリーブオイル……小さじ1
- 塩……少々
- 粗びきこしょう……少々
- 粉チーズ……適量

作り方

1. 豆苗は根元を切り落として4cmほどの長さに切り、耐熱容器に入れてオリーブオイルと塩を振り、電子レンジで1分半加熱する。
2. 粗びきこしょう、粉チーズを振る。

POINT

豆苗のほか、春菊でもオリーブオイルがなじんだおいしいサラダになります。

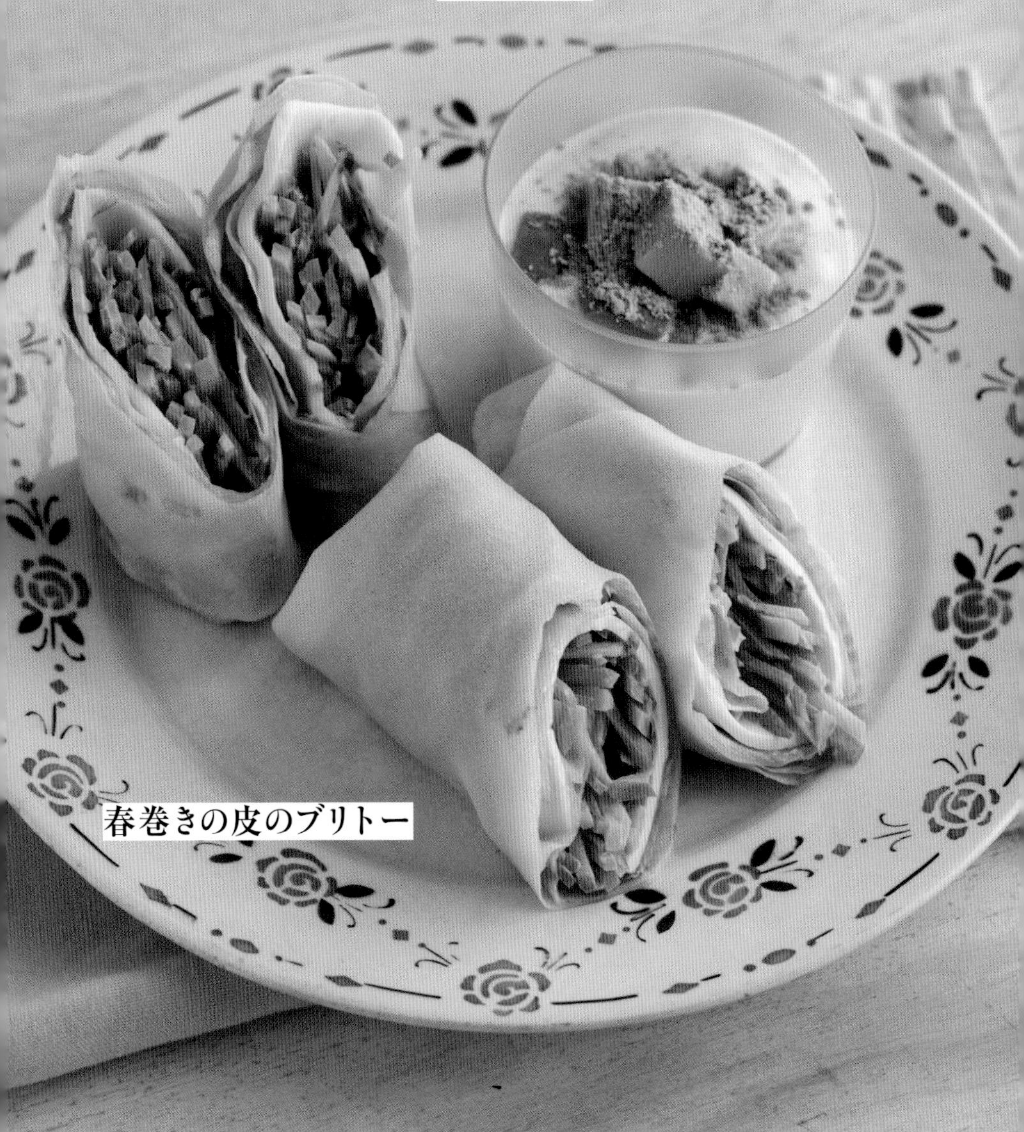

Day

31

きな粉とアボカドの
ヨーグルト

春巻きの皮のブリトー

なんと春巻きの皮に、野菜たっぷりの具材とチーズをのせて巻くだけでできるブリトー。
春巻きの皮は生で食べられるんです！ 薄い皮なので糖質も低く収まります。
デザートのヨーグルトも、アボカドときな粉のトッピングで栄養サポート。

春巻きの皮のブリトー 5分

食物繊維	糖質	たんぱく質
2.8 g	**9.7** g	**8.0** g

材料（1人分）

- 春巻きの皮……2枚
- ごぼうサラダ（作り方はP72）……70g
- スライスチーズ……2枚
- レタス……2枚

作り方

1. 春巻きの皮にレタス、チーズ、ごぼうサラダをのせて巻く。

きな粉とアボカドのヨーグルト 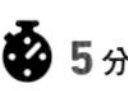 5分

食物繊維	糖質	たんぱく質
3.0 g	**10.1** g	**6.7** g

材料（1人分）

- ヨーグルト……80g
- きな粉……大さじ1
- アボカド……1/4個
- 黒蜜……適量

作り方

1. アボカドは包丁を縦にぐるりと入れて半分に割り、皮をむいて種を取り2cm角に切る。
2. 器にヨーグルトを盛り、アボカドをのせ、きな粉、黒蜜をかける。

POINT

ヨーグルトの甘みには、メープルシロップもおすすめです。

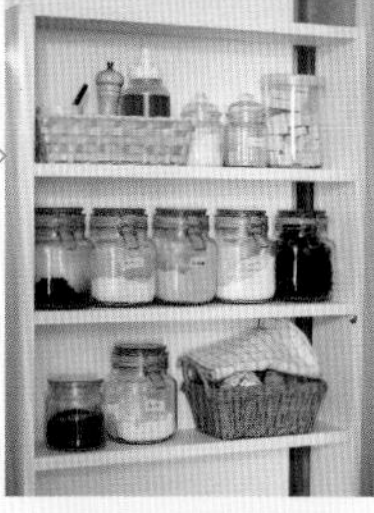

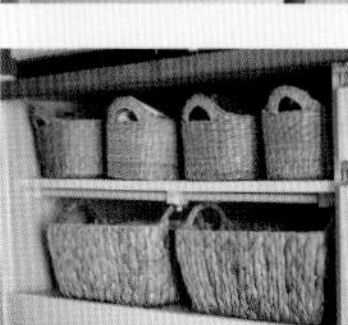

朝ごはんには欠かせない便利な「お助け食材」

買い物しなくても、ストックしている食品があれば、それで朝ごはんをまかなえます。そこで、栄養的にも使い勝手も抜群な食材をご紹介。

この本の料理監修の中井エリカさんは、乾燥わかめや高野豆腐などよく使う食材はすぐに使えるように、調味料と同じ棚に置いています。缶詰などのストック食品はカゴに入れて取り出しやすい位置に収納しているので、いつでも忘れずに活用しているようです。

【さば缶＆ツナ缶】

メインにもなる心強い味方

朝ごはんに不足しがちなたんぱく質を、手軽に補給できるのがさば缶です。開けてそのまま食べることもできるし、実にいろいろな料理にアレンジすることができます。例えば、さばの水煮缶なら、お味噌汁に入れる、マヨネーズとあえてトーストにのせる、野菜とあえるなど。ツナ缶は定番中の定番ですが、野菜との相性は抜群なので、サラダ以外にもきのこ類やキャベツとあえるだけで、おいしさとボリュームが増します。缶詰なので、長期間保存できるのもうれしいポイントです。

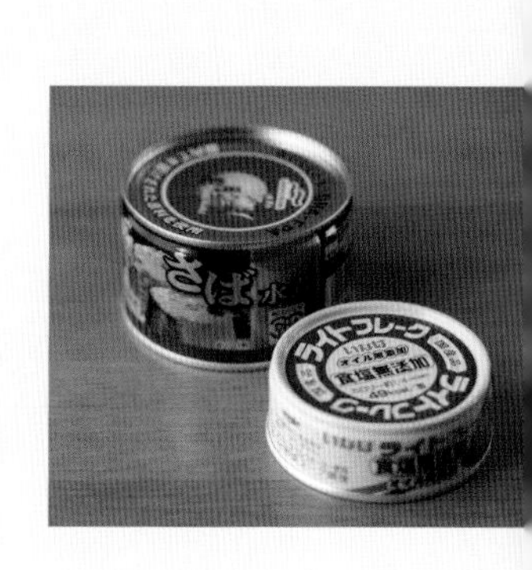

【カットわかめ】

カットしているので保存もラク

海藻類は水溶性の食物繊維を多く含みます。腸内に入ると水分を含んでゲル状になり、糖質の吸収をゆるやかにして、食後血糖値の急激な上昇を抑えます。また、満腹感をもたらして食べ過ぎの防止にも役立ちます。乾燥わかめなら長期保存でき、使いたい時に手軽に使うことができます。

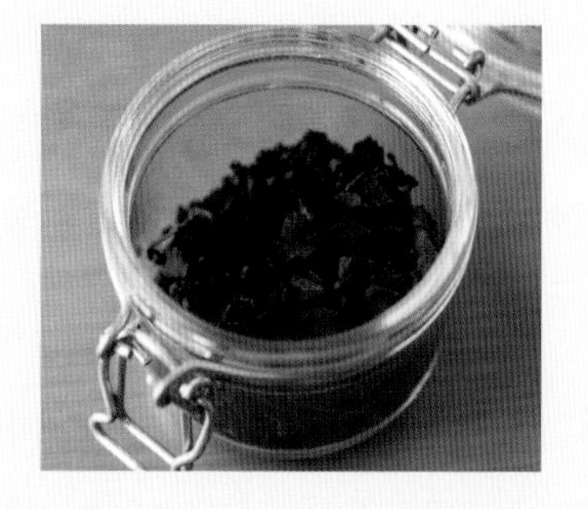

【チーズ】

冷凍保存がおすすめ

チーズもいろいろなメニューに合わせやすく、特に「朝ごはんは洋食派」という方にはおすすめの食材。体をつくるために必要なたんぱく質やカルシウムを補うことができます。

ちなみにピザ用チーズを冷凍保存しておくと、使いたい時に使いたい分だけ使え、長期間保存できるのでおすすめです。

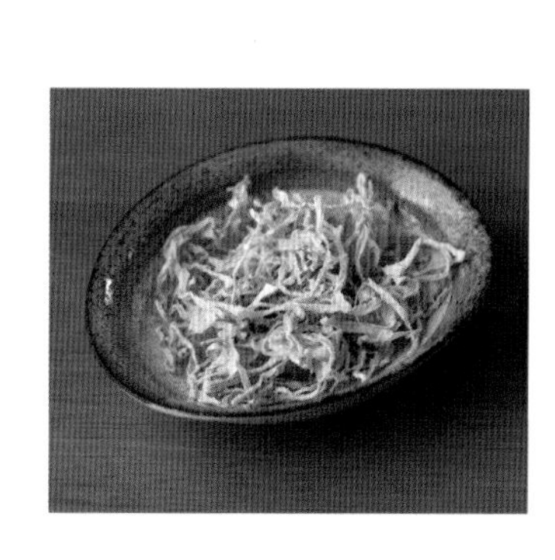

【切り干し大根】

ぜひ活用してほしい優れた乾物

切り干し大根には、不足しやすい食物繊維やカルシウムが豊富に含まれています。淡白な味なので、いろいろな料理に使いやすいのもポイント。

定番の煮物や酢の物にも、またお味噌汁や卵焼きにもおすすめです。戻し汁には旨みも豊富。捨てずに煮物や汁物に使ってみてくださいね。

【高野豆腐】

洋風アレンジでも楽しめる

大豆が原料の高野豆腐は、良質なたんぱく質が豊富に含まれます。高野豆腐も長期保存が利くので、ぜひ常備しておきたい食材。煮物のイメージが強いですが、フレンチトーストやサンドイッチなど、意外な使い方もできます。カロリーが低めで満腹感もあるので、ダイエット中に最適です。

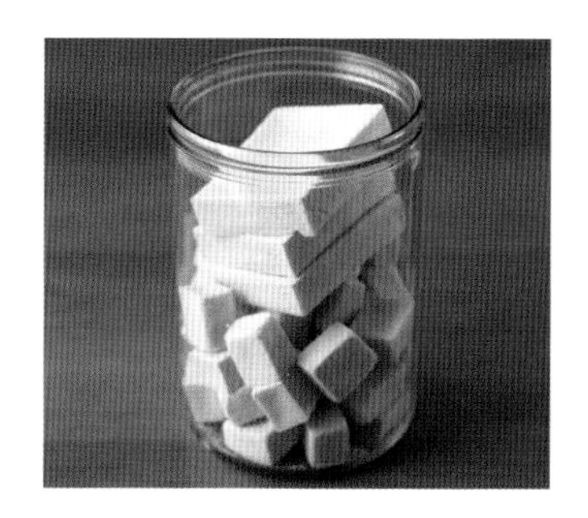

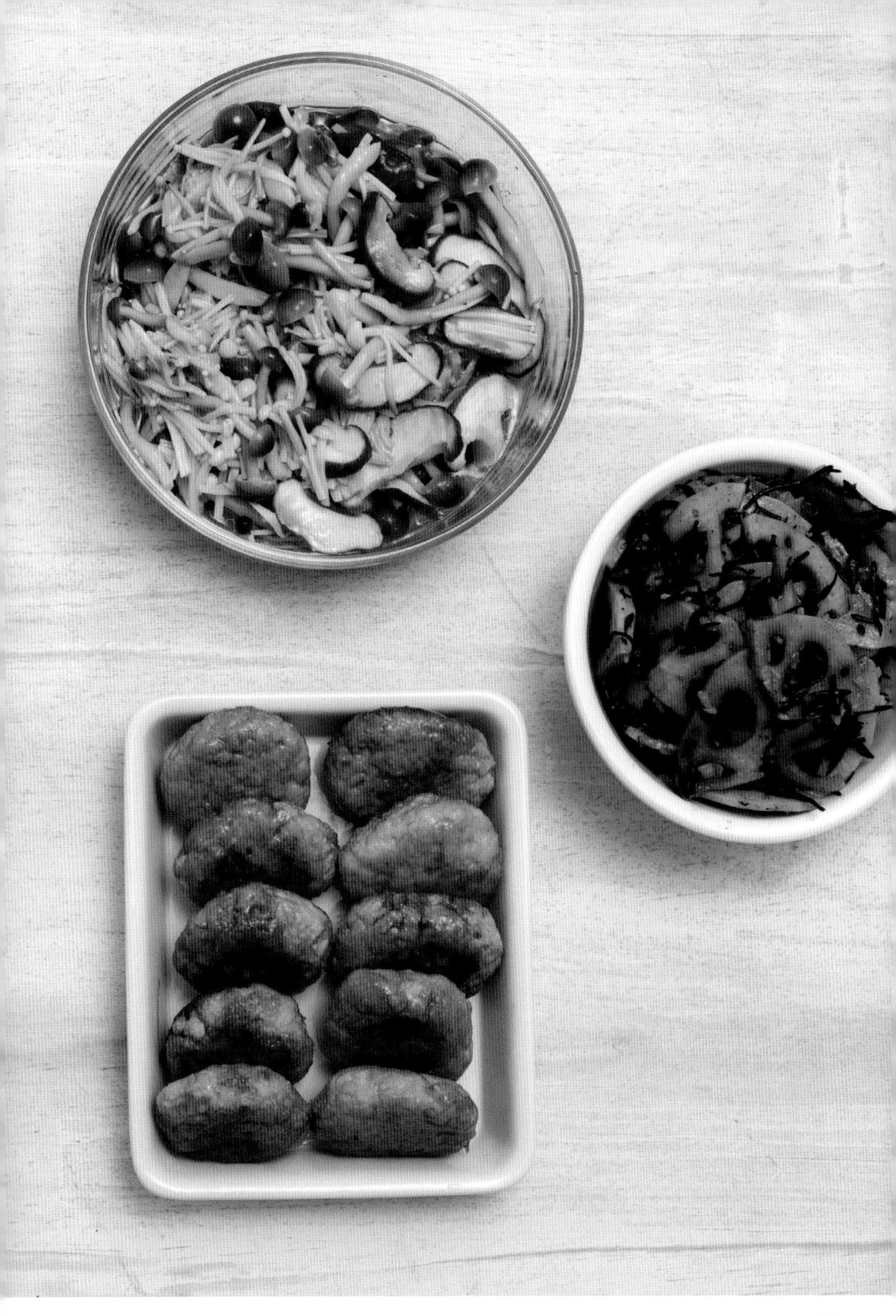

Part 2

朝ごはんを助ける作り置きレシピ

時間がある時や多めに材料を買った時など、
ぜひこの作り置きレシピを活用してください。冷蔵庫に作り置きが
何品かあるだけで、気持ちに余裕が出てくるから不思議です。
かんたんなのにおいしいというのも、うれしいところ。
ここからあなたの定番となるメニューが見つかるでしょう。

料理監修：中井エリカ

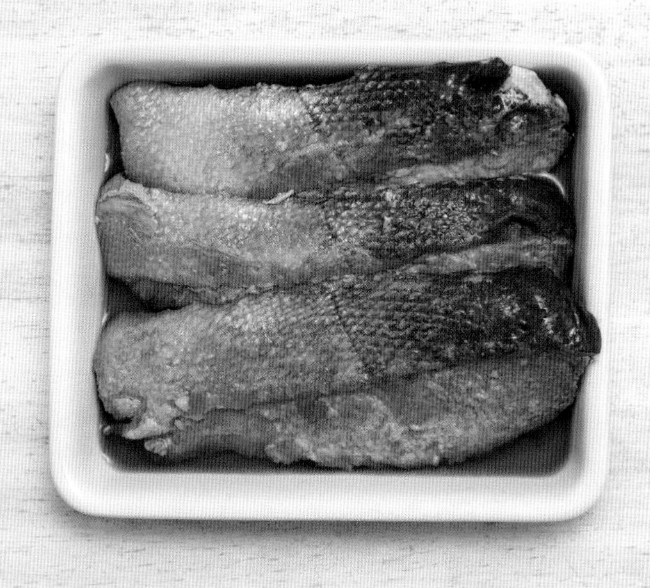

食物繊維	糖質	たんぱく質
9.3 g	19.5 g	6.8 g

作り置きレシピ

01 きのこマリネ

10分 保存 冷蔵4日

材料（作りやすい分量）

しめじ……1株
えのき……1株
しいたけ……4個
A
- レモン汁……大さじ3
- オリーブオイル……大さじ2
- 塩……小さじ⅓
- こしょう……少々

作り方

1 しめじは石づきを取ってほぐす。えのきは石づきを取り3等分に切ってほぐす。しいたけは石づきを取り薄切りにする。
2 耐熱容器に1とAを入れて混ぜ、ラップをして電子レンジで5分加熱する。
3 ラップを外してざっと混ぜる。

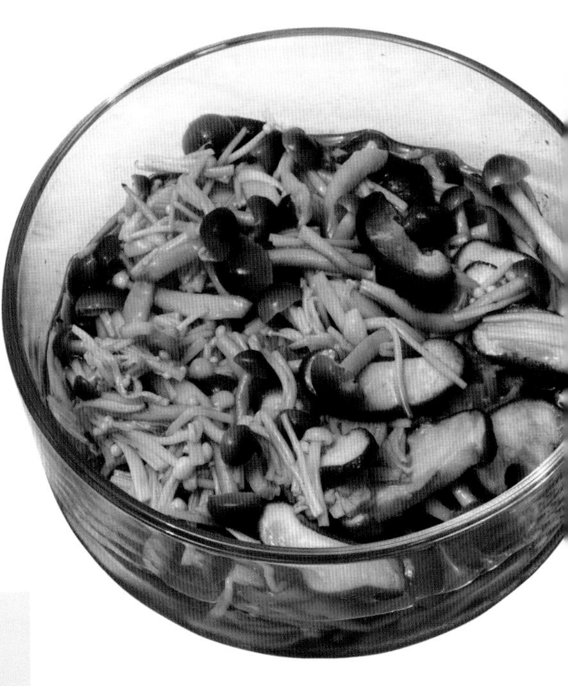

Arrange

オープンオムレツ

P24のオープンオムレツの具材を、きのこマリネに替えるだけ。卵との相性は抜群で、ボリューム満点なオープンオムレツになります。

トーストしたパンにのせて食べても◎

マリネの酸味で、食欲のない時でも食べやすいです。

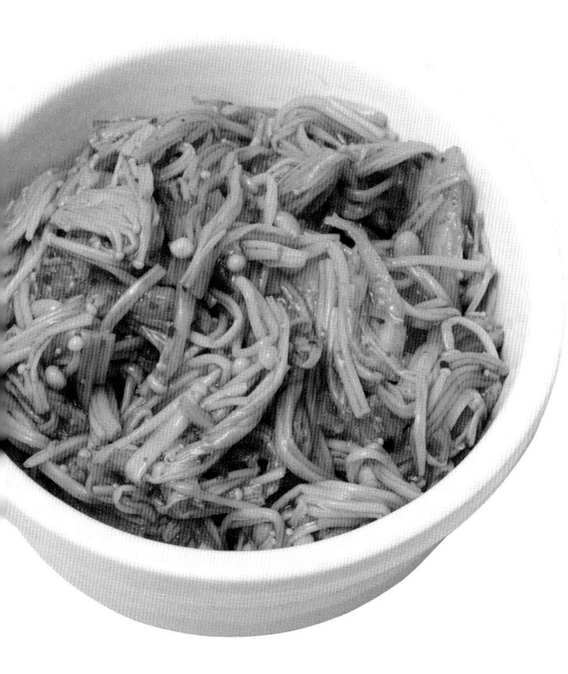

食物繊維	糖質	たんぱく質
6.6g	8.9g	5.5g

材料（作りやすい分量）

えのき……1株
キムチ……100g

作り方

1 えのきは石づきを取り半分に切りほぐす。
2 耐熱容器に1を入れ、ラップをして電子レンジで3分加熱する。
3 ラップを外して、キムチを混ぜる。

作り置きレシピ

02 えのきキムチ

5分　保存 冷蔵4日

Arrange

豚えのきキムチ

豚バラ肉を食べやすい大きさに切り、ごま油を熱したフライパンで炒めます。えのきキムチを加えて、しょうゆで味を調えます。仕上げに白いりごまを振って出来上がり。

あえるだけパスタ

ゆでたパスタとあえるだけ。味が足りなければしょうゆを少々を加えます。キムチは意外に粉チーズとの相性がいいので、仕上げにトッピングしても◎。

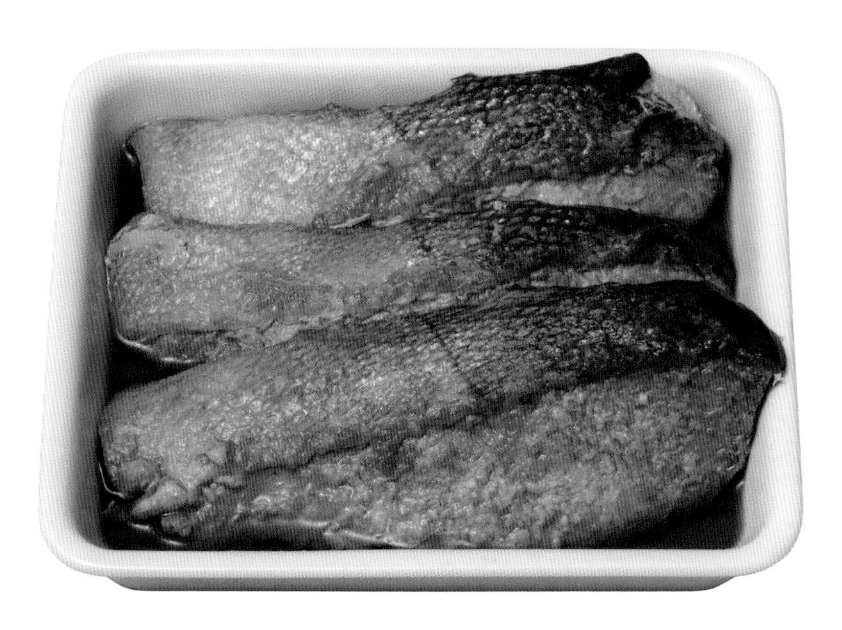

食物繊維	糖質	たんぱく質
0.2g	25.3g	58.5g

作り置きレシピ

03 鮭の焼きびたし

8分　保存 冷蔵4日

材料（作りやすい分量）

鮭……3切れ

A
- しょうゆ……大さじ2
- みりん……大さじ2
- 水……100mL

薄力粉……適量
サラダ油……適量

作り方

1 鮭は薄力粉を薄くまぶす。Aを混ぜ合わせ、漬け汁を作る。
2 フライパンにサラダ油を入れて熱し、鮭を焼く。
3 漬け汁に2を漬ける。

Arrange

野菜を足して

いんげんやアスパラガスを一緒に焼き、漬け汁に浸しても。一品で野菜も一緒にとることができるので、忙しい朝も助かります。

鮭茶漬け

茶碗にご飯軽く一杯、鮭の焼き浸し半切れを粗くほぐしてのせます。湯200mL、白だし大さじ1を加えて、お好みで刻みのりや刻みねぎを散らします。

作り置きレシピ

04 切り干し大根のはりはり漬け

5分　保存 冷蔵 5日

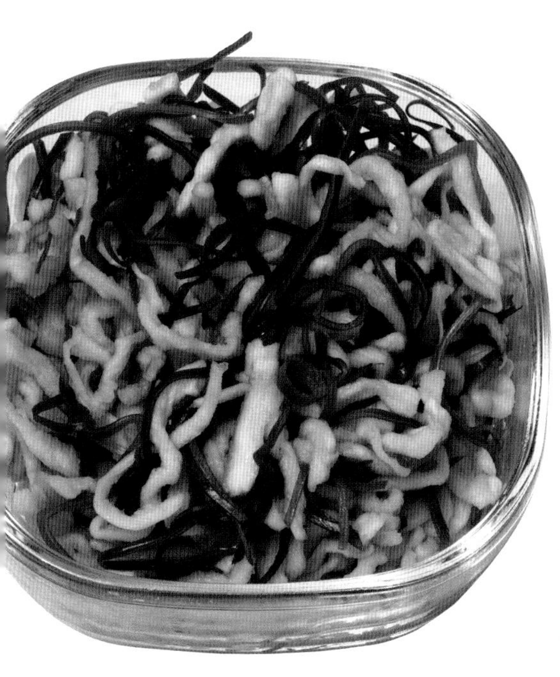

食物繊維	糖質	たんぱく質
14.6 g	36.0 g	6.8 g

材料（作りやすい分量）

切り干し大根……50g
切り昆布……10g
A
- 水……大さじ3
- しょうゆ……大さじ1
- 酢……大さじ1
- 砂糖……大さじ1
- 鷹の爪（輪切り）……適量

作り方

1 切り干し大根と切り昆布は、水で洗って水けを切り、食べやすい長さに切る。

2 ポリ袋にAと1を入れて混ぜ、空気を抜いて袋を閉じ、30分置く。

Arrange

豚しゃぶのせ

しゃぶしゃぶ用の豚肉を熱湯でゆで、冷水に取って冷まします。水気をよく切って皿に盛り、切り干し大根のはりはり漬けを豚しゃぶにのせます。漬け汁も少し回しかけ、お好みでラー油をかけて出来上がり。

納豆と混ぜて

納豆と混ぜてボリュームアップ。切り干し大根のはりはり漬けを、食べやすく刻んでから納豆と混ぜます。

作り置きレシピ

05 れんこんとひじきのソテー

10分　保存 冷蔵4日

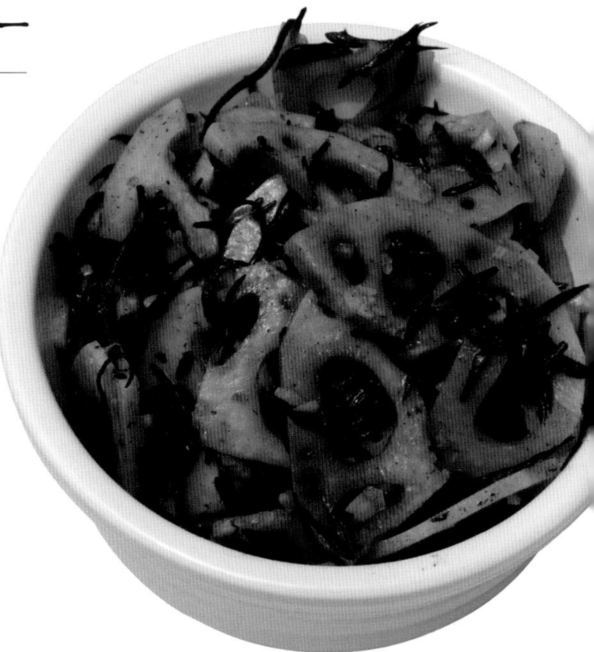

食物繊維	糖質	たんぱく質
9.5g	30.7g	5.5g

材料（作りやすい分量）

れんこん……1節
乾燥ひじき……10g
にんにく……1かけ
めんつゆ（3倍濃縮）……小さじ1
塩……小さじ1/3
オリーブオイル……大さじ1

作り方

1 れんこんは薄いいちょう切りにする。ひじきは水で戻す。にんにくはみじん切りにする。
2 フライパンにオリーブオイルとにんにくを入れて火にかけ、香りがたつまで炒めたら、ひじきとれんこんを加えて、れんこんが透き通るまで炒める。
3 めんつゆと塩を加えて混ぜ合わせる。

Arrange

即席白あえ風

絹ごし豆腐1/3丁を泡立て器で滑らかになるまで混ぜます。白練りごま大さじ1、めんつゆ（3倍濃縮）小さじ2を加え、れんこんとひじきのソテーを入れて混ぜます。

即席れんこんサラダ

ハムを2枚千切りにし、れんこんとひじきのソテーを加え、マヨネーズ大さじ1を足して混ぜます。

気軽に作り置きをするためのコツ

『野菜がおいしすぎる作りおき』という作り置きレシピの著書がある中井エリカさんは言うなれば作り置きの達人。その極意を教えてもらいました。

1 アレンジの利く作り置き

せっかく作り置きをしても、なかなか食べ切れなかったり、飽きてしまう、ということもあるかもしれません。作り置きは何パターンかにアレンジできるものがおすすめです。

例えば、ミートソースだったらパスタにかける、パンにのせる、焼き野菜にのせるなど、その日の気分によっていろいろな使い方ができます。個人的には、なめたけや鶏そぼろなど、ご飯のお供に活躍するものはアレンジが利きやすいので、一つ作っておくと重宝します。

2 半調理の作り置き

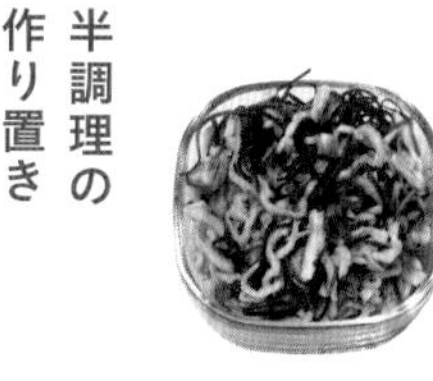

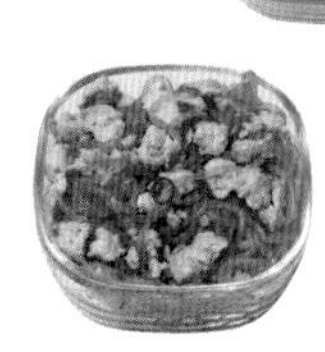

それでも作り置きを消費できるか不安、そもそも作り置きを作る時間がない、という方は半調理がおすすめです。半調理とは、食材を「切る」「ゆでる」など、簡単な下ごしらえをしておくことです。食材を買ってきたらこの半調理をしておく習慣をつけると、普段のごはん作りが大幅にラクになりますよ。

3 主菜になる作り置き

特に朝ごはんにいえることですが、主菜となるメニュー（たんぱく質がメインの料理）がワンパターンになりがちです。毎日卵ばかりではつまらないし、かといって肉や魚を調理するのは大変、ということも多いと思います。

そのため、作り置きは肉・魚などのたんぱく質が多いメインの料理として使えるものを作っておくのがおすすめです。

4 衛生面に気をつけること

作り置きを長くおいしく楽しむために、衛生面にも気を配りましょう。

調理前の手洗い、作業台や保存容器はアルコールスプレーなどで消毒しておくことも大切です。

また、料理は完全に冷まして冷蔵庫に入れること。熱いまま蓋をすると容器の内側が結露して腐敗の原因となります（夏場などでなかなか冷めない時は、保冷剤を活用）。盛り付ける時の箸やスプーンはきれいなものを使って、常温に長く置いておかないようにします。

5 彩りを考える

赤いトマト、黄色の卵、黒いひじきなど、食材にはさまざまな色があります。さまざまな色の食材を使ったいろどりのいい料理は、目で見て楽しめるだけでなく、栄養バランスも整いやすいのです。食材の色は、その食材の栄養素の色でもあります。そのため栄養のことは難しくてわからないという方も、ぜひ色のバランスを意識してみてください。

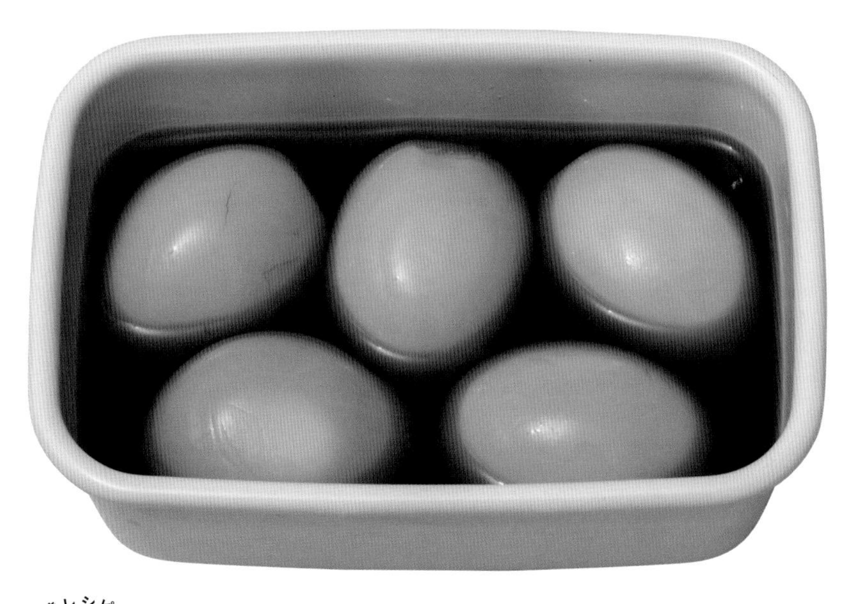

作り置きレシピ

06 半熟卵煮

10分　保存 冷蔵 3日

食物繊維	糖質	たんぱく質
0g	16.8g	34.4g

材料（作りやすい分量）

卵……………………………5個
めんつゆ（3倍濃縮）…………80mL

作り方

1 卵は熱湯で6分半ゆでる。冷水で冷やし殻をむく。
2 ポリ袋にめんつゆと1を入れて空気を抜く。冷蔵庫で一晩漬ける。

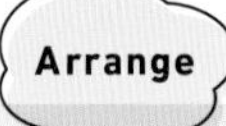

即席タルタル

半熟卵1個をフォークで粗く潰し、マヨネーズ大さじ1、粒マスタード小さじ1、玉ねぎのみじん切り1/8玉分を混ぜます。

使い道いろいろ

肉や魚にかけて、パンにのせて、ゆでたブロッコリーとあえても……使い道はいろいろありますので、トライしてみてくださいね。

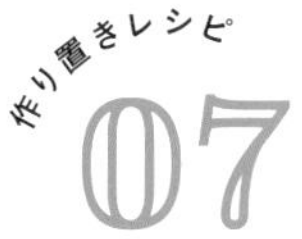

しらたきと そぼろのきんぴら

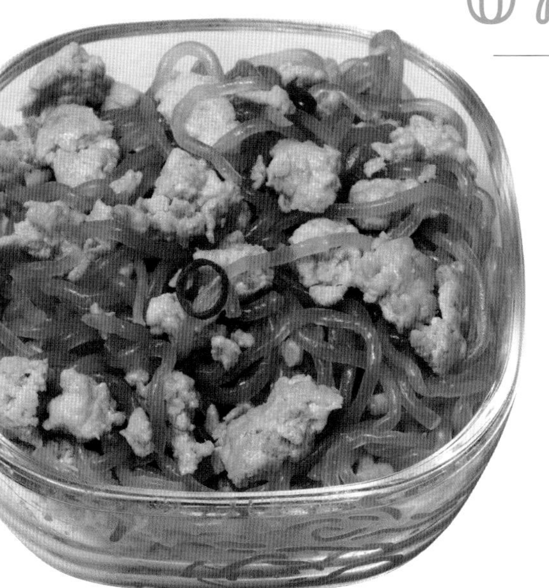

10分　保存 冷蔵4日

食物繊維	糖質	たんぱく質
5.8g	10.9g	19.3g

材料（作りやすい分量）

しらたき（下ゆで不要タイプ）……200g
鶏ひき肉……100g
A しょうゆ……大さじ1
A 砂糖……大さじ1
A 鷹の爪（輪切り）……小さじ1
ごま油……大さじ½

作り方

1 しらたきはザルに上げてさっと洗い、食べやすい長さに切る。
2 フライパンに油をひかずにしらたきを入れて炒め、水分を飛ばす。いったん取り出し、空になったフライパンにごま油をひき、鶏ひき肉を入れて炒める。
3 肉に火が通ったらしらたきを戻し、Aを加えて汁けがなくなるまで炒める。

Arrange

中華スープ

水350mLを鍋に入れて沸かし、しらたきとそぼろのきんぴらを加えます。顆粒中華スープの素小さじ1、味噌小さじ1、おろししょうが小さじ½を加えて一煮立ちさせせます。みじん切りにした長ねぎを加えても◎。

稲荷風

油揚げを半分に切り、開いて袋状にします。しらたきとそぼろのきんぴらを詰め、サラダ油をひいたフライパンで焼きます。チーズを入れても◎。

食物繊維	糖質	たんぱく質
0.8g	21.7g	43.1g

作り置きレシピ

08 豆腐つくね

15分　保存 冷蔵4日

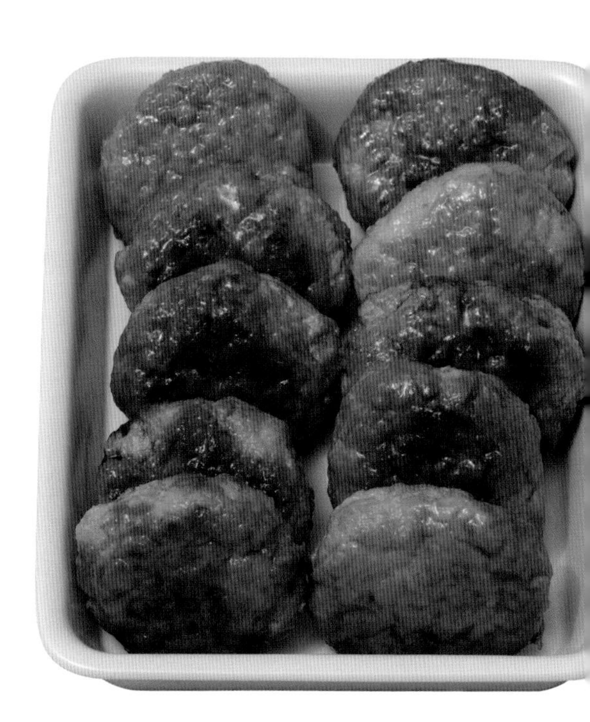

材料（作りやすい分量）

- 木綿豆腐……100g
- 鶏ひき肉……200g
- 片栗粉……大さじ1
- 塩……少々
- おろししょうが……小さじ1
- A しょうゆ……大さじ1
- A みりん……大さじ1
- A 砂糖……大さじ½
- サラダ油……適量

作り方

1 木綿豆腐は手でぎゅっと挟むようにして水けを絞る。

2 ボウルに木綿豆腐、鶏ひき肉、片栗粉、塩、おろししょうがを入れて、豆腐を崩しながらこねる。

3 10等分にし、それぞれ楕円形に成形し、サラダ油をひいたフライパンに並べ入れる。中火で両面を焼き、火が通ったらAを加えて煮詰めながら全体に絡める。

具材をアレンジ

シンプルなレシピなので、種にねぎやしいたけのみじん切りを加えるなどのアレンジもおすすめです。ほかに、ひじきや枝豆を加えても◎。いろいろな具材を加えると、栄養バランスもアップします。

Arrange

チーズ焼き

つくねを耐熱皿にのせ、とろけるスライスチーズを上にのせて、トースターで焼きます。仕上げにドライパセリを振って出来上がり。

作り置きレシピ 09

ごぼうと鶏肉のオイスターソース煮

食物繊維	糖質	たんぱく質
11.5 g	29.5 g	58.7 g

20分　保存 冷蔵4日

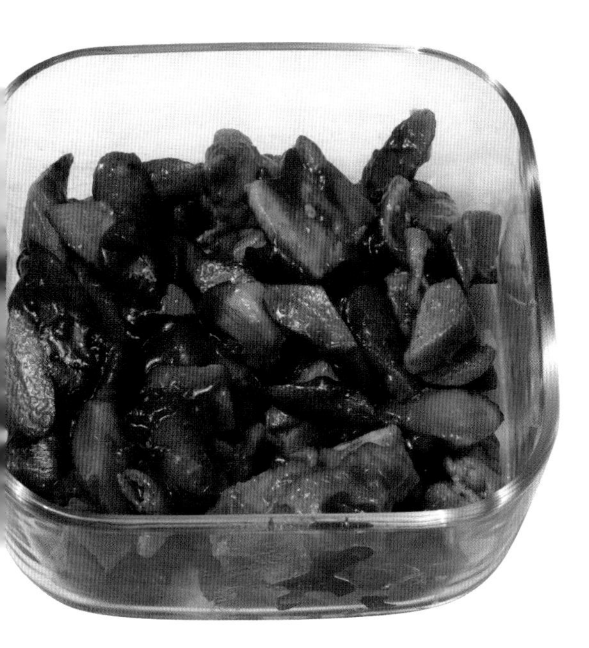

材料（作りやすい分量）

ごぼう……1本
鶏もも肉……1枚
A
- オイスターソース……大さじ2
- しょうゆ……小さじ1
- 砂糖……小さじ1
- 水……300mL

サラダ油……小さじ1

作り方

1 ごぼうはたわしでこすって洗い、乱切りにして水にさらす。鶏もも肉は一口大に切る

2 フライパンにサラダ油を熱してごぼうと鶏もも肉を入れ、中火で炒める

3 肉の色が変わったらAを加え、ときおり混ぜながら汁けが1/3程度になるまで15分ほど煮る。

ピリ辛アレンジ

Aの調味料に豆板醤小さじ1を加えれば、ピリ辛で後引くおいしさの一品に。ご飯との相性抜群で、丼にしても◎。半熟卵をオンするのもおすすめです。ご飯少なめでも食べごたえのあるメニューになりますよ。

炊き込みご飯

炊飯器にといだ米2合を入れ、めんつゆ（3倍濃縮）大さじ2を加えます。炊飯器の2合の目盛りまで水を加え、ごぼうと鶏肉のオイスターソース煮を適量上にのせ、炊飯します。

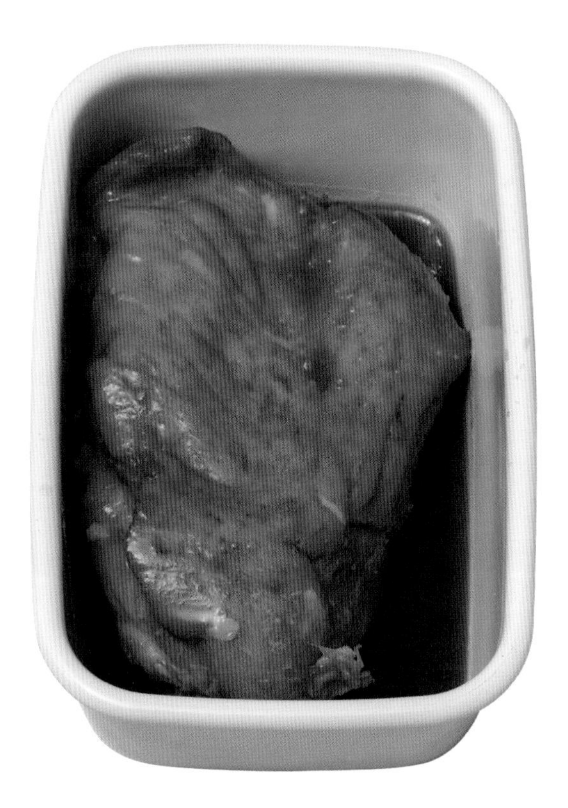

食物繊維	糖質	たんぱく質
0g	27.8g	61.6g

材料（作りやすい分量）

鶏むね肉……………………1枚（300g）

A
- しょうゆ………………… 大さじ2
- みりん…………………… 大さじ2
- 砂糖……………………… 大さじ1
- おろししょうが……… 小さじ1
- おろしにんにく……… 小さじ1

作り方

1 鶏むね肉はフォークで裏表まんべんなく刺す。

2 耐熱容器にAを入れてよく混ぜ、1を加えて全体にたれを絡める。

3 ラップをかけ電子レンジで3分加熱し、裏返してさらに3分加熱する。

作り置きレシピ

10 鶏むね肉のチャーシュー風

10分　保存 冷蔵4日

Arrange

アボカドを組み合わせて

アボカドと合わせるとボリューミーなおかずになります。アボカドとチャーシューは2〜3センチ角に切ります。チャーシューのたれ大さじ1とコチュジャン大さじ1を合わせて、絡めます。

チャーシューサラダ

長ねぎ½本は斜め薄切りにして水にさらします。きゅうり1本も千切りにする。チャーシュー⅓枚を繊維に沿ってほぐし、水けを切った長ねぎ、きゅうりと合わせ、たれ大さじ1を絡める。塩・こしょうで味を調え、白いりごまを振ります。

朝ごはん習慣と組み合わせれば、
みるみる痩せる！

食事のとり方と生活習慣 12のルール

ダイエットを成功に導くには、食事内容の見直し以外にも、
食習慣や生活習慣の改善も重要なポイント。
これまでの生活も振り返りながら、12のルールを取り入れてみましょう。

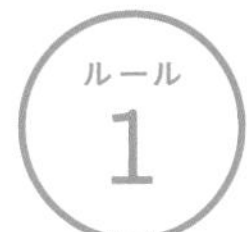

ルール1 食事は1日3食が基本

朝ごはんから夜ごはんまでは12時間以内に

体は朝日を浴びて朝ごはんを食べることで正しい生体リズムに整えられ、脳や消化器官などの働きもよくなり、代謝も活発化します。1日3食の中で、1日に必要な栄養素をまんべんなくとり、朝ごはんから夜ごはんまでは12時間以内に済ませるのが理想的です。

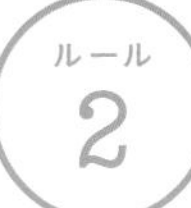

ルール2 食事の時間は毎日規則正しく

食事と食事の間は4～6時間を目安にしましょう

人間の体は飢餓に備えるメカニズムになっているため、食事と食事の間が空くことで脂肪の合成が活発になり、太りやすくなります。朝ごはんを抜くなど、長時間空腹が続く状態は避け、適正な食間といわれる4～6時間の間隔で、毎日規則正しい食習慣を維持しましょう。

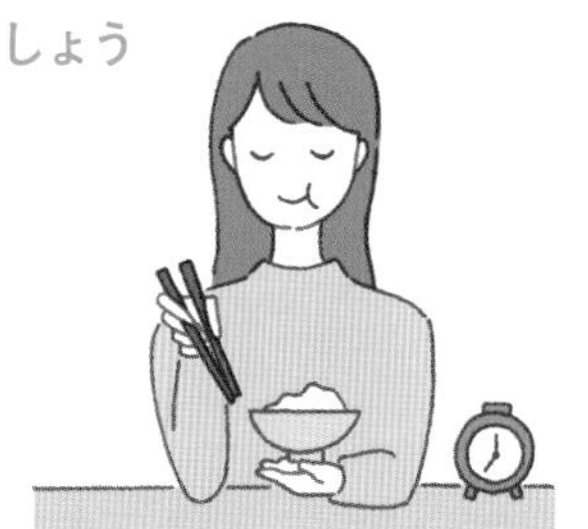

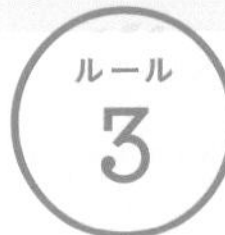

眠る直前に食べない

就寝前に食べたものは脂肪になりやすい

眠る前は、脂肪を合成する遺伝子が活発になる時間。当然、眠る直前に食べたものは脂肪になりやすいため、食事は眠る3時間前に済ませましょう。「眠れないから……」と、お酒を飲むのも厳禁です。アルコールは、中性脂肪を増やす作用があり、食欲が増進し、内臓脂肪を増やし、睡眠の質を落とします。寝る前に限らず、アルコールは痩せ始めるまでは控えたほうが無難です。

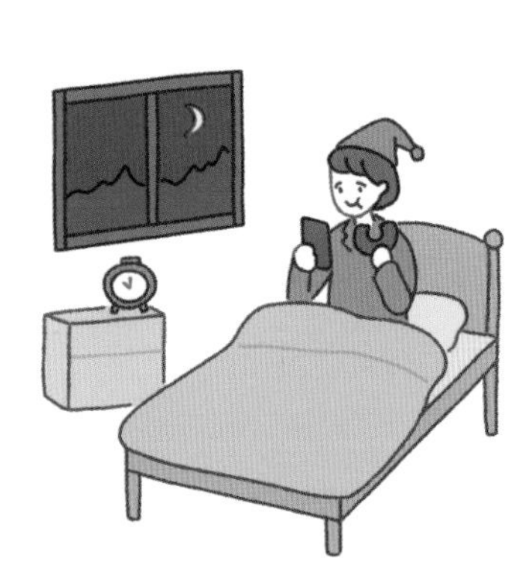

遅い食事は血糖値の急上昇を招く！

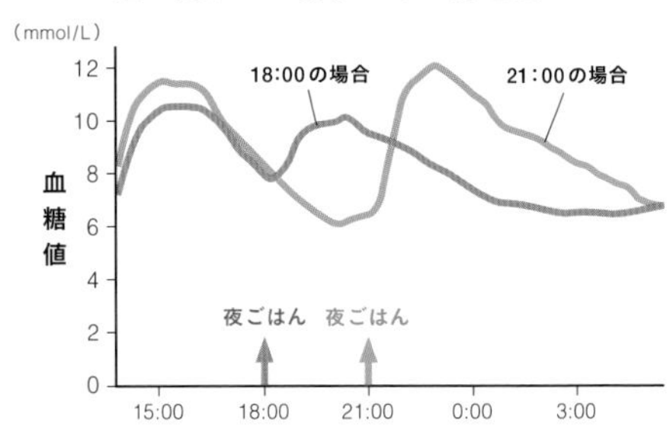

夜ごはんを18時にとった場合と21時にとった場合の血糖値の変化。21時にとったほうが血糖値の上昇度が高いのがわかります。

出典：Diabetes Research And Clinical Practice129(2017)206-121

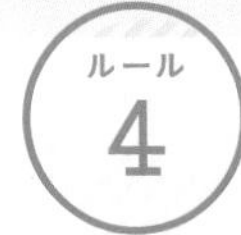

食べる順番は野菜から！

毎食、ベジファーストで血糖値の上昇がゆるやかに！

野菜やきのこ、海藻など食物繊維の多いものから食べると、食物繊維の働きで糖の吸収を抑えられ、血糖値の急上昇を防ぎます。次に肉や魚、大豆製品といったたんぱく質、最後にご飯やパン、麺類などの炭水化物を食べることで、血糖値の上昇がゆるやかになります。

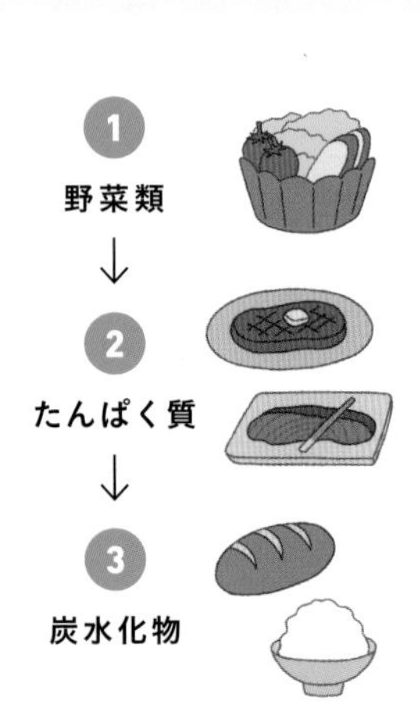

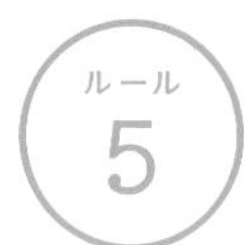

早食い厳禁。食事はゆっくりよく噛んで

食事の時間は20分以上、ひとくち10回噛むことを目標に

脳が満腹感を感じるまでには20分程度の時間が必要です。よく噛まずに飲み込んでしまうと、20分もしないうちにすべて食べ終わるため、胃にはたくさん食べ物が入っているのに「まだ食べられる」と食べ過ぎてしまいます。ひとくち10回はよく噛んで、ゆっくり食べましょう。

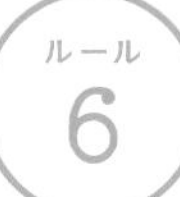

ながら食いをしない

食事に集中すると脳が満足して間食も防止します

何かをしながら食べれば早食い防止になるのでは?と思いがちですが、食事に集中できず、脳は「ちゃんと食事をした」と認識しません。脳が満足感を得られなければ、すぐにまた何かを食べたくなり、間食に走りがちです。食事をする時はテレビやスマートフォンを見ながらではなく、食べることに集中し、味わって食べると間食も防げます。

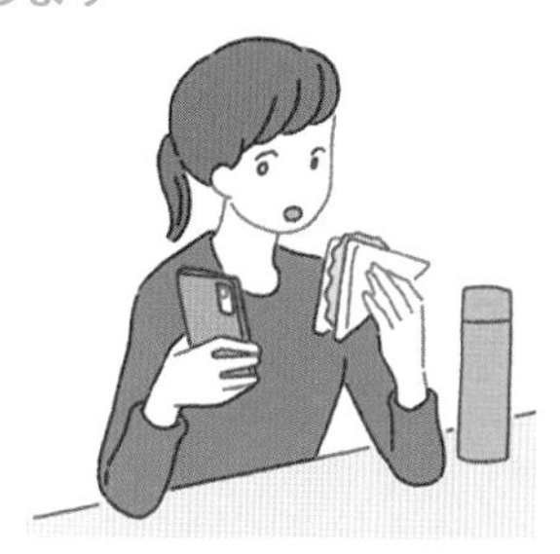

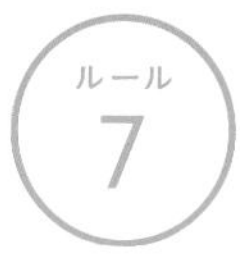

食事の量は「腹八分目」。満腹になるまで食べ過ぎない

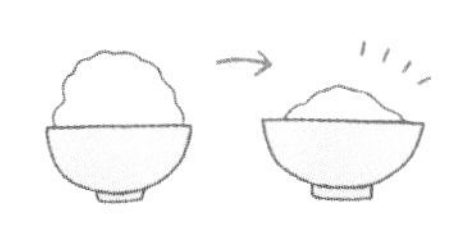

炭水化物の量に注意し、食事の時間をゆっくりとりましょう

腹八分目がわからない場合は、脳がちゃんと満足感を認識するように、30分以上かけてゆっくり食事をしましょう。また、満腹感を得やすいご飯などの炭水化物は食べ過ぎる傾向があるので、朝か昼のどちらかでとり、朝昼両方とる場合はお茶碗8分目～半分程度で。夜は炭水化物を抜き、たんぱく質、脂質、食物繊維の食事を軽めにとるといいでしょう。

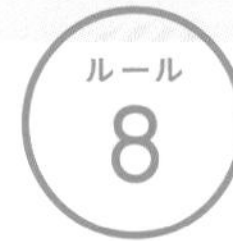

ダイエット中は、お菓子は食べない

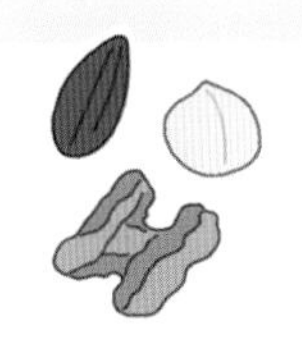

どうしても、という場合は原材料表示をチェックしてから

ダイエット期間中はお菓子を食べるのは我慢しましょう。ただ、我慢しすぎはストレスになるので、どうしてもという時は、食後すぐに食べてください。空腹時より血糖値の上昇がゆるやかになります。また、果糖（フルクトース）、ブドウ糖果糖液糖の表示のあるものを避けること。果物も痩せるまでは控えましょう。間食にはアーモンド、クルミなどのナッツ類や高カカオチョコレートがおすすめです。ただし、ピーナツやカシューナッツは糖質が多めなので気をつけてください。

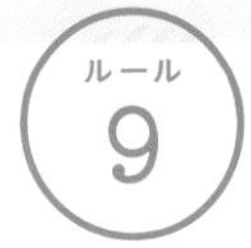

のどがかわいた時は清涼飲料水ではなく、水かお茶

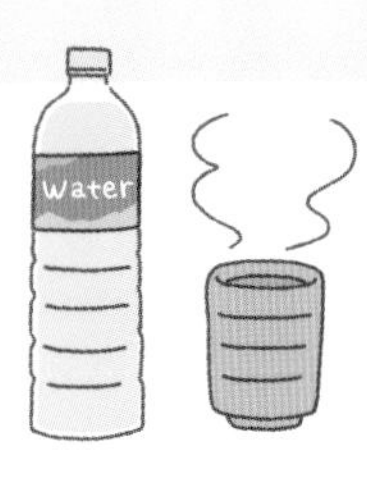

果糖が「インスリン抵抗性」を招く恐れあり

清涼飲料水は果糖が添加されている場合が多く、内臓脂肪を増やし、肝機能に負担をかけインスリンの働きが悪くなる「インスリン抵抗性」を招きます。そのほか、100％の濃縮還元ジュースや野菜ジュースは控え、飲む場合は成分表示をチェックしましょう。スムージーもおすすめできませんが、作るなら果物は加えず、食物繊維も余さず、酸化する前に飲んでください。

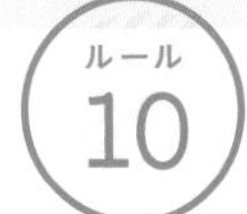

夜12時前の就寝を習慣に

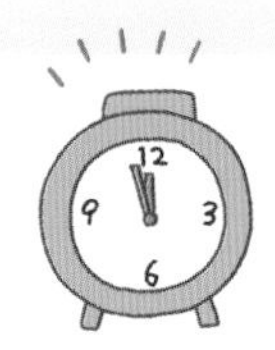

睡眠不足とストレスはセット、肥満を加速させます

質のいい睡眠がとれなかったり、睡眠時間が少ないと、夜に「コルチゾール」というホルモンの分泌が盛んになり、肥満のもとになる高エネルギーな食べ物を欲するようになります。眠る前は脂肪を合成する遺伝子が活発になる時間帯。夜ふかしで夜食に手を出す前に布団に入り、睡眠不足にならないように心がけましょう。また、毎日の質のいい睡眠はストレスもリセットします。

ルール 11 生活の中に運動習慣を取り入れる

運動習慣は血糖値コントロールにも有効

糖質は貯蔵タンクの上限を超えると脂肪に変わりますが、運動により筋肉量を増やすことで貯蔵量が増えるため太りにくくなります。すき間時間にスクワットや軽い筋トレ習慣を身につけましょう。また、食後の散歩など軽く体を動かすことで、血糖値の上昇を抑えることができます。

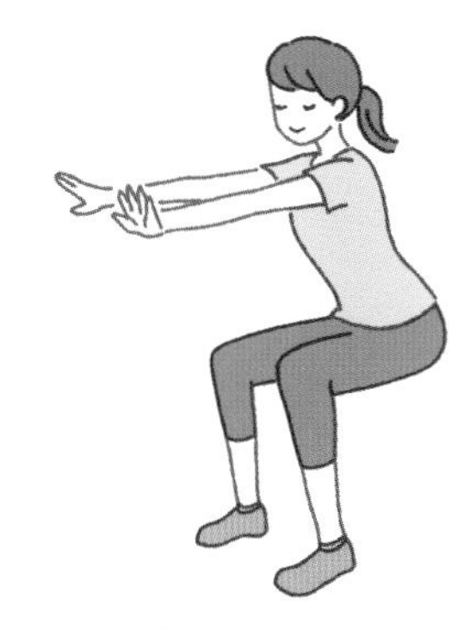

毎日1分スクワット

ルール 12 ストレスはこまめに解消しよう

ストレスが多いと意図せず太りやすい食生活になります

人間の脳はストレスを感じると「ストレスに対処せよ」という指令を出します。その時に分泌される「コルチゾール」というホルモンは、糖質や脂質たっぷりの高エネルギーの食べ物が食べたくなるように働きかけます。ストレスが多いとコルチゾールの分泌が盛んになり、必然的に太りやすい食生活になるので、日々のストレスは入浴などでリセットしましょう。

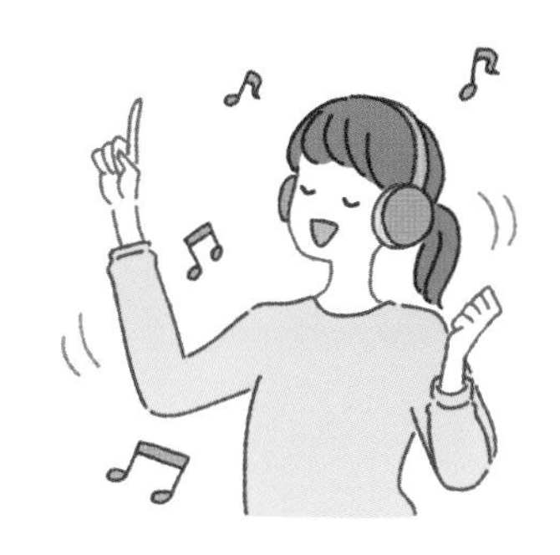

血糖値コントロールに欠かせない栄養素

食物繊維と並んで、毎日とりたいマグネシウムと亜鉛。
サプリメントでとる方法もありますが、
食べ物からとったほうが吸収率は上がります。

ためておけない栄養素なので、毎食でこまめにとる

食物繊維のほかに、血糖値コントロールに有用な栄養素として覚えておきたいのは、マグネシウムです。2006年にアメリカで発表された疫学研究では、マグネシウム摂取量が少ないと糖尿病予備軍ともいえるメタボの発症リスクが高まることが報告されています。マグネシウムは「インスリン抵抗性」の状態に陥って、インスリンの効果が得られなくなってしまった時に、インスリンの効きをよくし、症状を改善させる栄養素です。1日に必要な摂取量は、18歳未満で体重1kgあたり5mg、成人男性で320〜370mg、成人女性では270〜290mg。男女ともに年代により異なります。

また、亜鉛は、インスリンの原料になる栄養素です。糖質過多の食事でインスリンが過剰分泌されると、亜鉛はどんどんどん消費されます。その状態で亜鉛が少なければインスリンを作ることができなくなるため、糖質が多い食事をしている人は特に意識してとる必要があります。

1日に必要な摂取量は、18歳未満で3〜10mg、成長に従い増加します。成人男性は10mg、成人女性は8mgです。どちらも、体内では貯蔵できない栄養素なので、毎日の食事でこまめにとりましょう。

血糖値を上げない栄養素を多く含む食材

食物繊維と並び、血糖値のコントロールに欠かせない栄養素である
マグネシウムや亜鉛は、体内で不足しないように毎日とりたい栄養素です。

マグネシウム

血糖値上昇を抑える働きのほか、動脈硬化、高血圧、便秘、筋肉痙攣（けいれん）などの予防にも働きます。

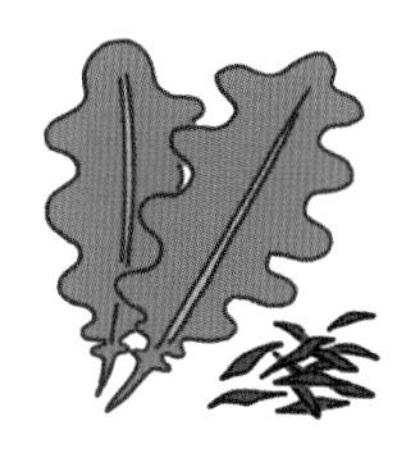

海藻類

海藻で含有量が多いのはあおさのり。しかし、量をとるのは難しいので、ほかの食材とともにこまめにとるように。

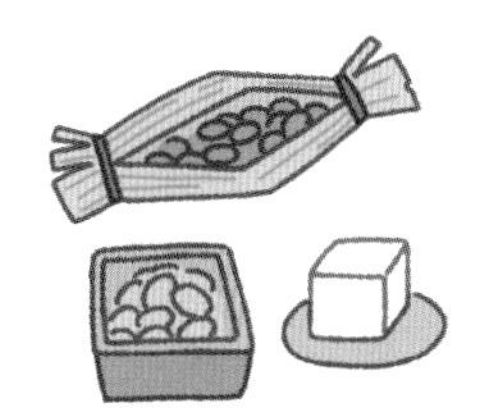

豆・豆製品

素焼きアーモンド10粒(約10g)に31mg。ゆで大豆は100gあたり110mgも含まれ、納豆100gにも100mg含まれる。

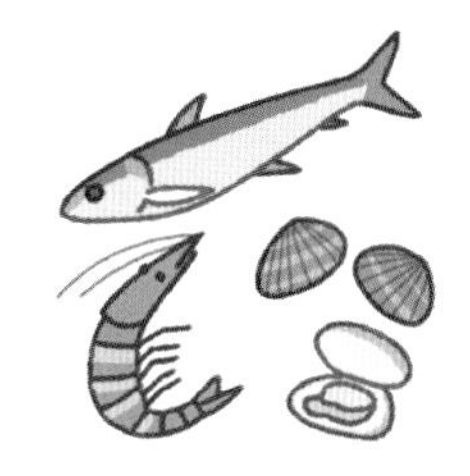

魚類

特に多いのは、さばとサーモン。さばは1切れ(85g)中に83mg、サーモン1切れ(85g)なら、104mgが含まれている。

亜鉛

インスリンの原料になり、免疫、消化、吸収、代謝、排泄に作用するさまざまな酵素の働きにも関わります。

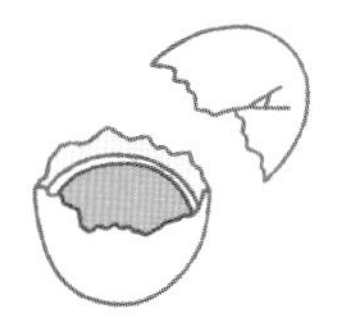

卵黄

卵黄1個(約20g)に0.8mgを含む。卵白も含め、良質なたんぱく質や、糖や脂質の代謝を促すビタミンBやミネラルが豊富。

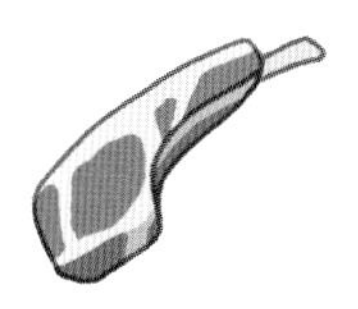

ラム肉

もも肉には100g中3.9mgの亜鉛が含まれる。筋肉の材料になるたんぱく質や、エネルギー代謝をサポートするビタミンBも豊富。

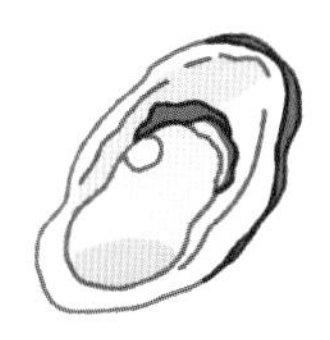

牡蠣

100g中12mgと食材の中で亜鉛の含有量はトップ。成人男性が1日に必要とする10mg(女性は8mg)をクリアできる。

血糖値の急上昇が招く糖化ストレスに注意

高血糖状態は肥満だけではなく、アンチエイジングにも関わります。
若々しさを保ち、美しく健康でいたいなら、
糖質のとり過ぎに注意が必要です。

老化物質AGEsをため込まない食生活を送りましょう

糖質が多い食事を続けて、高血糖の状態が続くと、肥満や糖尿病のリスクだけでなく別の弊害も招きます。それは、老化が促進されること。

血液中のブドウ糖が過剰に増えると、AGEs（終末糖化産物）という老化を促進する悪玉物質が体内につくられます。人間の体の細胞や組織はほとんどがたんぱく質でできていますが、この悪玉物質はそのたんぱく質が糖まみれになって変性し劣化したもの。AGEsが体内で増えると、元のたんぱく質には戻れず、体内のさまざまな組織や器官へ悪影響を及ぼします。これが「糖化ストレス」と呼ばれるものです。体内に糖があればあるほど糖化ストレスのリスクは高まるため、アンチエイジングの観点からも血糖値の管理は大切になります。

また、AGEsは体内でつくられるだけでなく、食べ物からも入り体内に蓄積されます。揚げ物全般、炒め物や焼き物に多く含まれます。例えば、きつね色にこんがり焼けたパンケーキや、バーベキューソースに漬け込んで高温で焼き上げた肉なども要注意。AGEsは、たんぱく質と脂質と糖を高温で調理するほど増えるため、調理法にも工夫が必要です。低温調理や、生で食べる、蒸す、ゆでるなどの調理がおすすめです。

糖化ストレスにより体内に老化を促進するAGEsが増える！

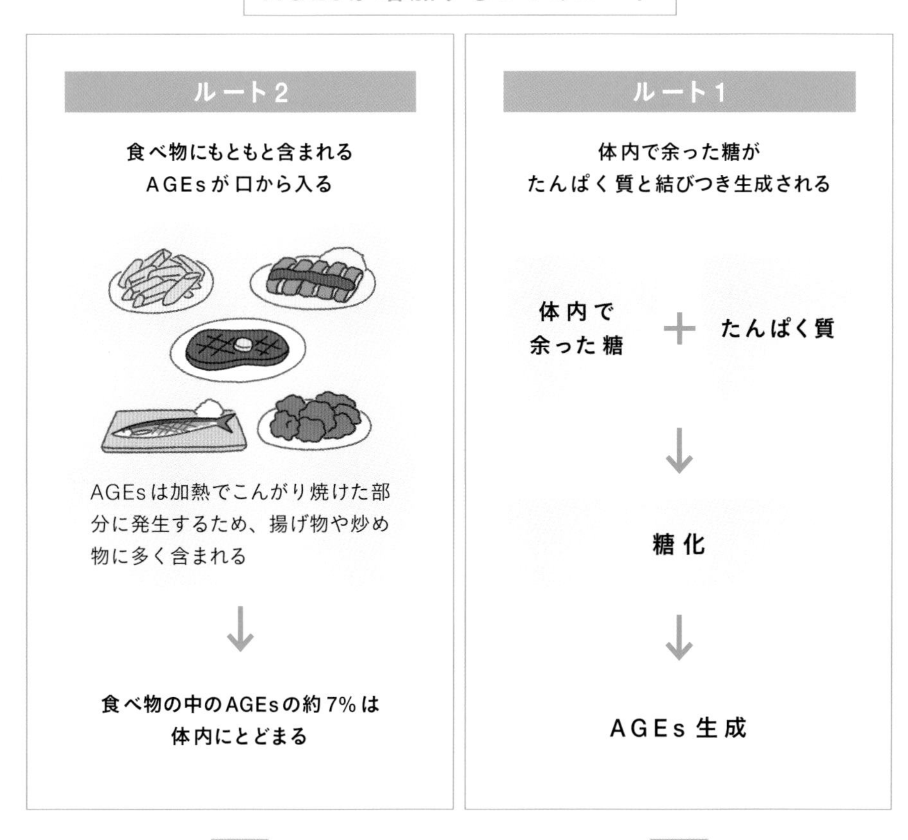

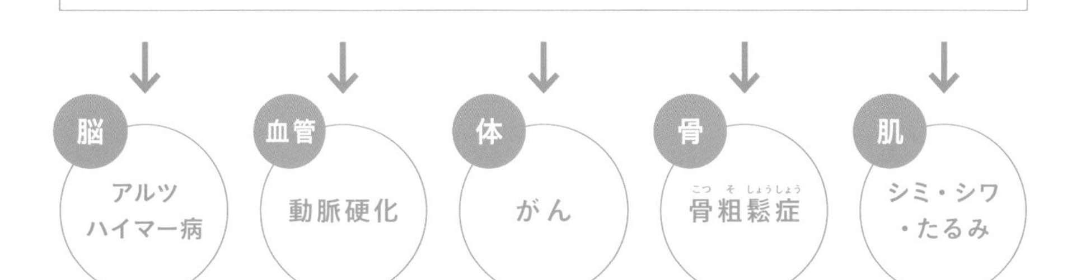

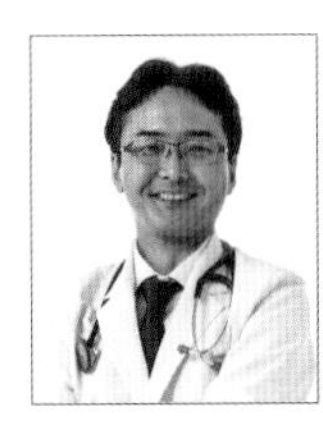

著者

大塚 亮 Ryo Otsuka

おおつか医院院長。医学博士。循環器専門医。オーソモレキュラー・ニュートリションドクター（OND)認定医大阪市立大学医学部附属病院循環器内科、ニューヨーク州 Columbia University Irving Medical Center, NewYork Presbyterian Hospital、西宮渡辺心臓脳・血管センター勤務を経て、おおつか医院院長に就任。日本内科学会・日本循環器学会・日本抗加齢医学会に所属。著書に『お医者さんと野菜屋さんが推奨したい一生健康サラダ』（共著）、『食事を変えてラクラク解決！脱うつレシピ』『お医者さんが薦める免疫力をあげるレシピ～かんたん美味しくがん＆ウイルス対策～』（以上、三空出版）がある。

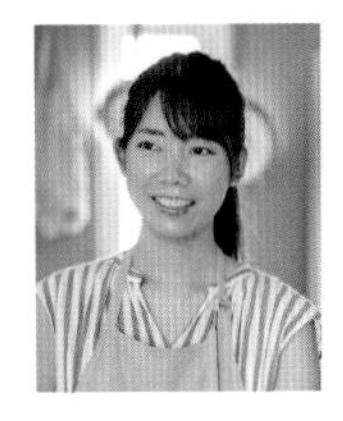

料理監修

中井エリカ Erika Nakai

管理栄養士。1989年生まれ。大妻女子大学卒業。管理栄養士として社員食堂で勤務後、フリーに。レシピ提案、料理撮影、栄養価計算やコラム執筆などを行っている。ヘルシーで手軽に作れるレシピを披露しているインスタグラムやYouTubeチャンネル「食堂あさごはん」が人気。著書『野菜がおいしすぎる作りおき』（エムディエヌコーポレーション）がある。

撮影／萬田康文
スタイリング／四分一亜紀
デザイン／齋藤彩子
文／大橋美貴子
イラスト／サキザキ ナリ
校正／竹田賢一
編集／入江弘子

撮影協力　UTUWA

協力：ナチュレライフ編集部

「自然の恵みで健康・キレイになる」をテーマに食・コスメ・情報を提供するライフスタイルブランド。可能な限り添加物を使用しない健康食品やコスメをはじめ、医師や農業法人とのコラボレーションによるハイクオリティで身体に優しい商品を展開。一方で最新の栄養学を基にした書籍の編集協力やメディアづくりも手掛ける。

ナチュレライフ
HEALTH & BEAUTY

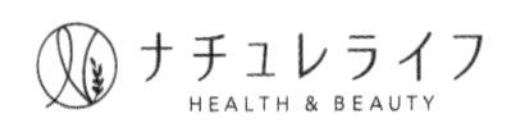

お医者さんが考えた

痩せる朝ごはん

2021年1月8日初版発行

著　者　大塚 亮
発行者　川口秀樹
発行所　株式会社 三空出版（みくしゅっぱん）
〒102-0093
東京都千代田区平河町 2-12-2-6F-B
TEL：03-5211-4466
FAX：03-5211-8483
https://mikupub.com
印刷・製本　日経印刷株式会社

Printed in Japan　ISBN 978-4-944063-73-4